Dr. Susanne Finzel · Sandra Schulte **DER KRAFTVOLLE NATURHEILPILZ**

Dr. Susanne Finzel und Sandra Schulte:
REISHI – DER KRAFTVOLLE NATURHEILPILZ
1. Auflage
Hamburg: Verlag Pro Gesundheit, Hamburg, 2006

ISBN 3-00-018057-5

eMail: verlag@pro-gesundheit.de

Umschlagbild: Robert Kanngießer, Bernhard Wohlgemuth Bilderwerkstatt, Hamburg www.Bilderwerkstatt.de

Umschlaggestaltung: Friederike Niemeyer Kommunikationsdesign, Hamburg, www.niemeyer-design.de

Layout und Satz: Friederike Niemeyer Kommunikationsdesign, Hamburg, www.niemeyer-design.de

Fotos: Seite 10, 20, 30, 50, 53, 54, 62, 65, 69, 71: Robert Kanngießer, Bernhard Wohlgemuth Bilderwerkstatt, Hamburg. Seite 42, 43, 49: Robert Kanngießer, Hamburg www.Bilderwerkstatt.de

Illustrationen: Anja Beutler, Hamburg

Druck und Gesamtherstellung: Masuhr Druck- und Verlags GmbH, Reinfeld

Wichtiger Hinweis: Die Medizin und Ernährungswissenschaft unterliegt ständigem Wandel, Fortschritt und Weiterentwicklungen. Die Autoren haben sich bei den Inhalten des vorliegenden Buches an dem zum Zeitpunkt der Manuskriptlegung aktuellen Stand der Forschung orientiert. Sie haben große Sorgfalt darauf verwendet, dass alle Angaben dem derzeitigen Wissensstand entsprechen. Das gilt insbesondere zur Behandlung und medikamentösen Therapie. Das entbindet den Leser aber nicht, bei der Nutzung von Medikamenten/Nahrungsergänzungsmitteln die Angaben anhand des Beipackzettels verwendeter Präparate und ggf. unter Zuziehung eines Spezialisten kritisch zu überprüfen. Alle Angaben im Buch können keine ärztliche Beratung ersetzen. Jede Medikamentengabe und/oder Dosierung erfolgt ausschließlich auf Gefahr des Anwenders.

Dr. Susanne Finzel
und Sandra Schulte

REISHI – DER KRAFTVOLLE NATURHEILPILZ

INHALT

INHALT

REISHI - GROSSER PILZ MIT GROSSER WIRKUNG

Vorwort von Prof. Hademar Bankhofer

Liebe Leserin und lieber Leser,

der Name Reishi hat in Asien seit jeher eine große Bedeutung. Bereits vor mehreren Tausend Jahren hat man in China seine Kraft entdeckt. Es gibt Mythen, in denen chinesische Kaiser nach dem Pilz, der ein langes Leben schenkt, suchen ließ – doch leider ohne Erfolg. Vielleicht war er zu sehr um seine Unsterblichkeit bemüht. In einer anderen Geschichte findet eine unglückliche Liebesgeschichte dank Reishi ihr Happy End.

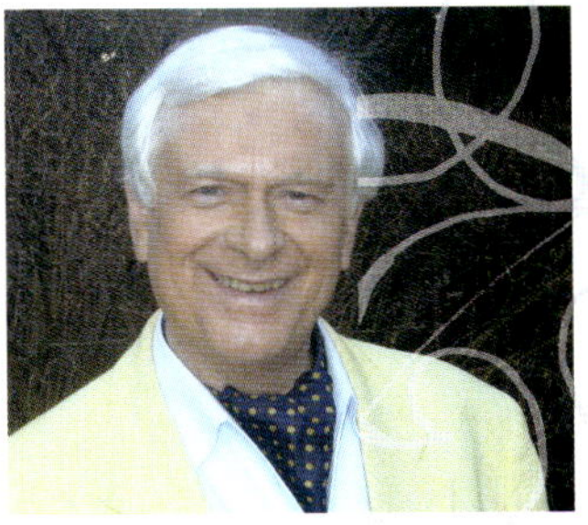

Prof. Hademar Bankhofer

Die Behandlung Kranker mit dem Reishi-Pilz besitzt in China eine uralte Tradition. Er wird als „Pilz des langen Lebens" verehrt und geschätzt. Und wenn sich um ihn auch viele märchenhafte Geschichten ranken, so ist der Pilz beileibe kein Mythos. Er hat einen festen Platz im Repertoire der Traditionellen Chinesischen Medizin.

Die westliche Welt hat diesen wundersamen Pilz erst spät für sich entdeckt. Und die moderne wissenschaftliche Forschung bestätigt, was die asiatische Tradition schon lange weiss: Der Reishi ist besonders reich an wirkungsvollen, medizinisch wertvollen Inhaltsstoffen. Er stärkt das Immunsystem, unterstützt das Herz-Kreislauf-System und bekämpft Allergien – und ist deshalb auch besonders für die Prävention - das Gesundbleiben - interessant. Heute beschäftigen sich Forscher aus aller Welt mit dem Pilz des „langen Lebens". Und sie entdecken dabei immer neue Möglichkeiten, Reishi einzusetzen – zur Vorbeugung gegen eine Vielzahl moderner Zivilisationskrankheiten und zur Behandlung zahlloser gesundheitlicher Störungen.

Es gibt viele Menschen, die davon berichten, dass ihnen der Reishi-Pilz geholfen hat. In diesem Buch wollen wir aber nicht von Schicksalen berichten. Wir möchten vielmehr wissenschaftlich beleuchten, was die Wirkung dieses beinahe magischen Pilzes ausmacht.

Ich habe den Reishi bereits vor vielen Jahren kennen und schätzen gelernt – als Mittel zur Stärkung des gesamten Organismus, als Unterstützung unseres Immunsystems. Lernen Sie den Reishi-Pilz kennen. Dieses kleine Buch soll Ihnen dabei helfen.

Herzlichst, Ihr Prof. Hademar Bankhofer

REISHI

[rei'shi]

EIN PILZ MIT VIELEN WIRKUNGEN

Auf den ersten Blick wirkt er unscheinbar und nicht gerade appetitlich. Er hat einen glänzenden, fast wie lackiert wirkenden braunen Hut mit einem weißen Rand, sein Fruchtkörper ist orange bis schwarz, der Stängel dünn. Der Reishi-Pilz (ausgesprochen: „Ra-i-schi") wird mit zunehmendem Alter holzig-trocken. Seine Eigenart, nicht zu verrotten sondern zu verholzen, verhalf ihm zu dem Beinamen 10 000-jähriger ewiger Pilz. Doch handelt es sich bei dem in der Natur äusserst seltenen Pilz (man findet ihn in China, Japan, den USA, Südamerika aber auch in Europa, vornehmlich in Deutschland), um eines der ältesten und traditionsreichsten Heilkräuter des Ostens: Reishi, auch Ling Zhi, Glänzender Lackporling oder Ganoderma Lucidum genannt, ist ein legendärer Heilpilz mit einer umfassenden Wirkung auf alle wichtigen Organe des Körpers.

REISHI

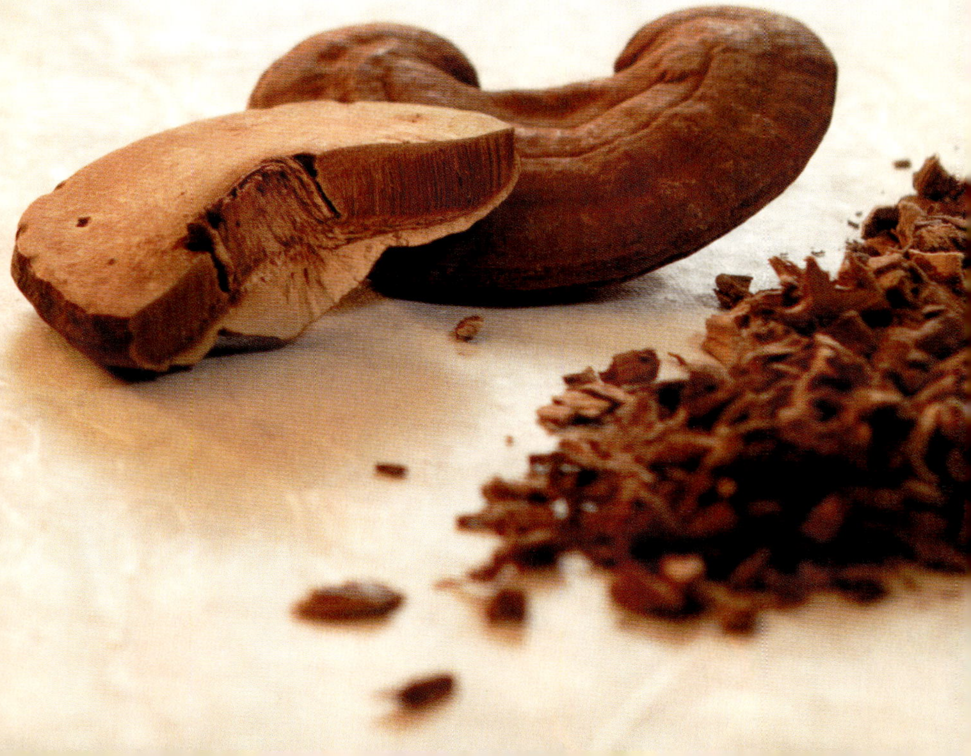

In Asien gilt er seit Jahrtausenden als „Pilz des langen Lebens" und wird nun auch langsam von der westlichen Welt für sich entdeckt: Denn die Verarbeitung des Reishi-Pilzes zu einem Nahrungsergänzungsmittel, als Tee oder Zutat zu Lebensmitteln ist aufgrund seiner einzigartigen Zusammensetzung ideal, um präventiv etwas für die Gesundheit beizutragen.
Effektive, hochkonzentrierte Extrakte werden für therapeutische Zwecke eingesetzt.
Den Grund dafür liefert die beachtliche Liste seiner Haupteigenschaften.

REISHI WIRKT

- **anregend**
- **entgiftend**
- **herzsstärkend**
- **immunsystemstimulierend**
- **leistungsstärkend**
- **tonisierend**
- **ausgleichend**

In Asien gehört der Reishi zu den bekanntesten Heilpilzen. Er wurde Jahrtausende lang erfolgreich medizinisch genutzt, ohne dass man seine genaue Wirkweise kannte. Das hat sich geändert. Moderne Forschungsergebnisse geben genaueren Aufschluss über seine heilenden Inhaltsstoffe. Was genau die Wirkung dieses einzigartigen Naturheilmittels ausmacht, bei welchen Krankheiten er Anwendung findet und welche wissenschaftlichen Beweise es für seine Heilkräfte gibt – und das sind wirklich erstaunlich viele– erfahren Sie auf den folgenden Seiten.

VON MYTHEN UND LEGENDEN BIS ZUR MODERNEN REISHI-ZUCHT

Seit der Yüan-Dynastie (1280 – 1368) ist der Lingh Zhi oder Reishi ein beliebtes Motiv für Bilder, Ornamente, Jadeschnitzereien und Juwelen. Japanische Frauen brachten Reishi als wertvollste Mitgift ein, taoistische Mönche trugen ihn als Talisman.

Bereits vor 4000 Jahren wurde der Reishi in China als „Pilz des langen Lebens" verehrt. Um seine Entdeckung ranken sich viele faszinierende Geschichten. Einige davon haben sich bis heute erhalten. Demnach war der chinesische Kaiser Shih Huang Ti (2697 – 2597 v. Chr.) seit seiner Kindheit auf der Suche nach dem Elixir für ewiges Leben. Der Kaiser, auch der „Gelbe Kaiser" genannt, ließ zahlreiche Tempel zu Ehren der Unsterblichen bauen, in der Hoffnung, ihnen ihr Geheimnis ewigen Lebens entlocken zu können. Er erfuhr von einem geheimnisvollen Pilz, dessen Genuss Langlebigkeit verhieß. Doch obwohl er Flotten hinaussandte, den Pilz überall zu suchen, wurde er nicht fündig.

Mehr Glück hatte ein Kaiser der Han Dynastie (206 v. Chr. – 220 n. Chr.) namens Wu-Ti: Im Jahr 109 n. Chr. entdeckte dieser Kaiser in den heiligen Gartenbezirken seines Palastes ein Exemplar des Ling-Zhi-Pilzes. Er wertete dies als Zeichen großen Glücks, begnadete zahlreiche Gefangene, verteilte Essen und Wein an seine Untertanen und schrieb eine Ode auf den Ling Zhi, das erste überlieferte Gedicht über einen Pilz in China.

Auch ein altes chinesisches Liebesmärchen findet dank des Reishis ein gutes Ende. Der Legende zufolge verliebte sich ein armer Hirte in eine reiche Bauerstochter. Der Vater des Mädchens war gegen die unstandesgemäße Verbindung. Doch das Liebspaar floh. Der erzürnte Bauer schickte seine Knechte hinterher mit dem Auftrag, seine Tochter zu töten. Diese nahm aus Angst und Verzweiflung

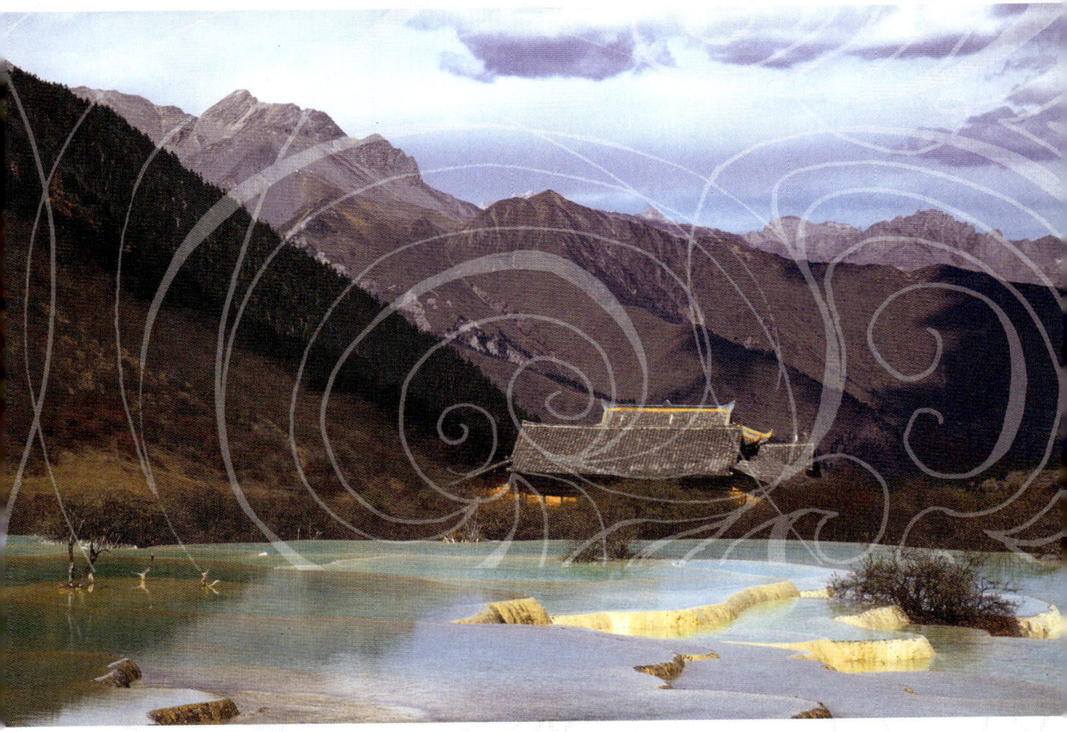

Gift und starb. Als der Hirte seine Geliebte tot vorfand, wandte er sich verzweifelt an die Mönche eines nahen buddhistischen Tempels. Diese rieten ihm, einen Reishi-Pilz zu suchen, um dem Mädchen innerhalb von 24 Stunden ein kleines Stück des Pilzes einzuflößen. So geschehen, wurde seine Geliebte wieder zum Leben erweckt. Ein wahres Happy End.

Der Pilz erfreute sich auch einer enormen Wertschätzung in der Kaiserfamilie, wurde bald auch vom breiten Volk verehrt. Da er in der Natur selten vorkommt – er wächst am Stamm von Laub- und Pflaumenbäumen, auf rund 10 000 Bäume kommt ein Pilz – war sein Preis astronomisch hoch. Der kostbare Pilz galt als Talisman der Mönche und als die wertvollste Mitgift, die eine Braut in eine Ehe mitbringen konnte.

FARBE	**GESCHMACK**	**VERWENDUNG**
blau	leicht sauer	verbessert Sehfähigkeit und Leberfunktion
rot	leicht bitter	stärkt die inneren Organe, steigert die Vitalität, unterstützt die Gedächtnisleistung
gelb	leicht süß	stärkt die Milz, wirkt beruhigend
weiß	leicht würzig	verbessert die Lungenfunktion
schwarz	leicht salzig	gut bei Nierenproblemen
purpur	leicht süß	unterstützt die Funktion der Ohren, Gelenke und Muskeln

Erst die Entdeckung des Japanischen Pflaumenbauers Shigeaki Mori in den 70er Jahren, eine Methode zu entwickeln, um den Pilz kommerziell anzubauen, ermöglichte einen breiteren Einsatz des wertvollen Pilzes. Damit begann auch eine wissenschaftliche Erforschung seiner heilenden Wirkungen. Diese dauern bis dato an – man stösst auf immer neue vielversprechende Effekte dieses kraftvollen Naturheilmittels.

Heute werden weltweit jährlich mehr als 4300 Tonnen Reishi kultiviert. Größter Hersteller ist China, dann folgen Japan, Korea, Taiwan und Thailand sowie die USA. In kleinem Maße wird Reishi auch in Europa, beispielsweise in Deutschland, angebaut. Seine Sporen werden gesammelt, in Zellkulturen kultiviert. Dann werden sie auf Holzspäne oder Holzpropfen aufgebracht, diese an Strohballen oder Bäumen befestigt. Nach rund zehn Monaten sprießt daraus ein kleiner Pilz. Die notwendige Handarbeit und Sorgfalt der Kultivierung führt auch heute noch dazu, dass der Reishi eines der teuersten Pilze auf dem Markt ist. Ein Kilogramm des Pilzes kostet rund 160 Euro.

IN DER NATUR KOMMEN SECHS UNTERSCHIEDLICHE REISHI-ARTEN VOR, DIE NACH IHRER FARBE UNTERSCHIEDEN WERDEN (SIEHE LINKS).
DER HEUTE KULTIVIERTE, AM MEISTEN VERWENDETE UND AM BESTEN UNTERSUCHTE REISHI IST DER ROTE REISHI. (SIEHE FOTO)

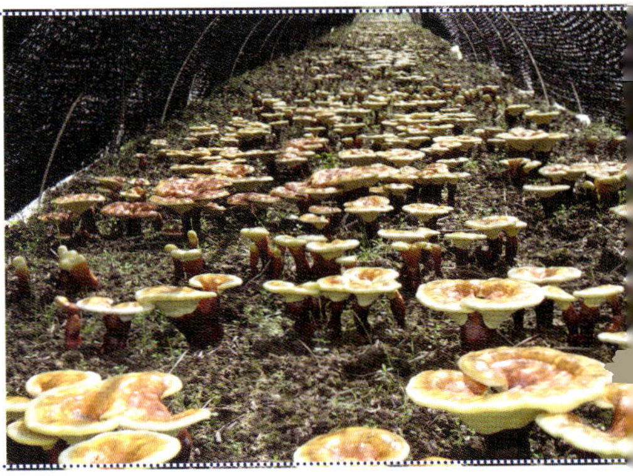

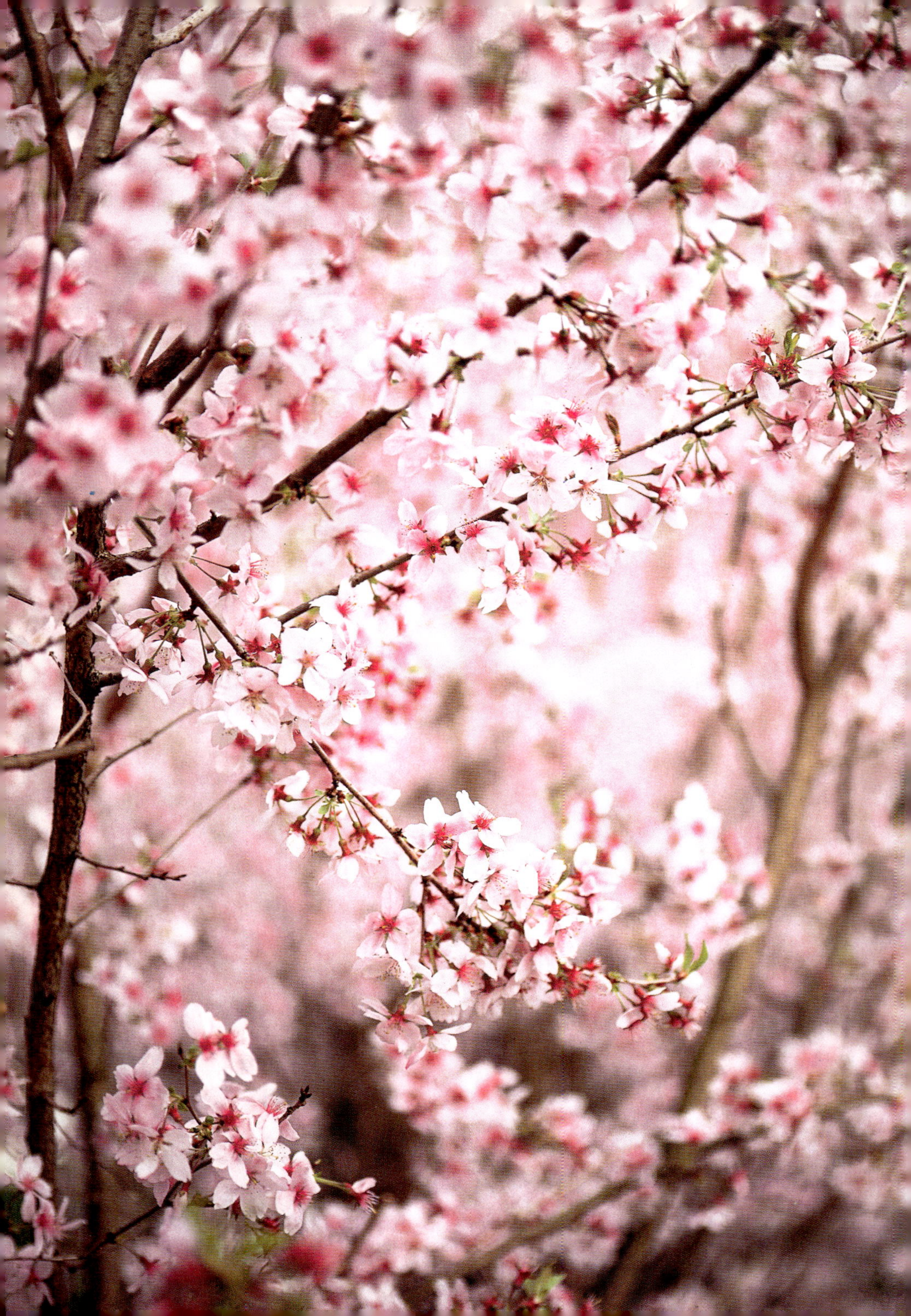

PILZE

PILZE – KEINE UNERKLÄRLICHEN WUNDERMITTEL

Pilze, die heilen, sind für uns Westeuropäer noch immer recht ungewohnt. Sie werden meist als Bereicherung der Speisetafel und als Delikatesse gesehen – das Wissen über ihre therapeutische Wirkung ist aber nicht so weit verbreitet. Zwar beschrieb bereits die heilige Hildegard von Bingen (1098 – 1179) im Mittelalter die therapeutischen Möglichkeiten verschiedener Pilze. Doch bleiben sie in der westlichen Medizin nach wie vor eine Randerscheinung.

DIE BEKANNTESTE „PILZMEDIZIN"

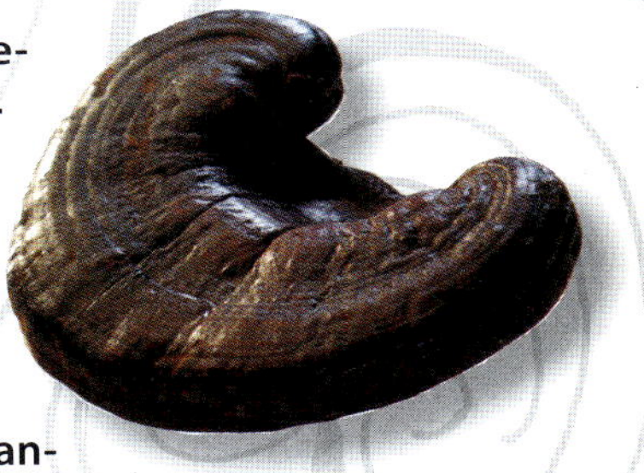

Wer ist sich schon bewusst, dass wir eine der bedeutendsten medizinischen Entdeckungen der Pilzwelt verdanken? Penicillin ist in der Lage, Bakterien abzutöten und rettete auf diese Weise Millionen von Menschenleben. Doch wer denkt schon daran, dass es sich bei dem kraftvollen Antibiotikum um einen Wirkstoff handelt, der aus Schimmelpilzen gewonnen wird?

Anders sieht es in Asien aus. Hier konnte sich der ausgefeilte Umgang mit Heilpilzen fest etablieren und wird wissenschaftlich genauer erforscht.

Von den vielen unterschiedlichen Heilpilzen wie Shiitake, Maitake, Judasohr oder Rauchpilz – siehe Tabelle – ist der Reishi der Bedeutendste. Das zeigt sich nicht nur in der Vielzahl seiner Einsatzmöglichkeiten.

Die Übersicht belegt eindeutig: Der Reishi besitzt nicht nur im Rahmen der Traditionellen Chinesischen Medizin (TCM) einen extrem hohen Stellenwert als Heilpilz. Er zählt in der TCM zu den so genannten „Kräutern der Götter" und steht hier noch vor dem bekannten Ginseng. Dass seine Wirkung nichts mit Aberglauben oder Wunderheilungen zu tun hat, wurde mittlerweile in hunderten von ernsthaften wissenschaftlichen Studien in Asien und den USA bewiesen. In Japan ist Reishi als Medikament zugelassen. In China gehört er zum festen Repertoire der TCM. In der westlichen Welt wächst seine Bedeutung als Nahrungsergänzungsmittel.

In Deutschland steigt das Interesse an Heilpilzen, seit 1974 auf dem Internationalen Kongress der Mykologie das Thema Heilpilze aufgegriffen wurde. Heilpraktiker und Ärzte beginnen, Pilzextrakte erfolgreich einzusetzen – vor allem zur Stimulation des Immunsystems und Stärkung des gesamten Organismus.

= keine Wirksamkeit bekannt

= Wirksamkeit durch traditionelle Anwendung bekannt

= Wirksamkeit durch klinische Studien bewiesen

ÜBERSICHT DER WICHTIGSTEN EINSATZGEBIETE, INDIKATIONEN FÜR VERBREITETE HEILPILZE

Erkrankung/ Indikation	Reishi	Shiitake	Judasohr	Rauchpilz	Maitake	Igelstachel-bart
Allergie	■					
Asthma						
Arteriosklerose		■	■			
Arthritis						
Blutfettsenkung		■				
Blutdruckregulierung	■	■				
Bronchitis	■					
Chemotherapie		■			■	■
Depressionen						
Diabetes					■	
Durchblutungsstörungen			■			
Erschöpfung						
Gastritis						■
Gicht		■				
Hauterkrankungen						
Herzkranzgefäßerrkrankungen	■	■				
Herzrhythmusstörungen	■					■
Hepatitis	■				■	
Immunsystemstimulierung	■	■				■
Krebs	■	■			■	■
Magengeschwüre						
Migräne						
Schlafstörungen						
Thrombose	■		■			
Verdauungsförderung		■				

IMMUNSYSTEM

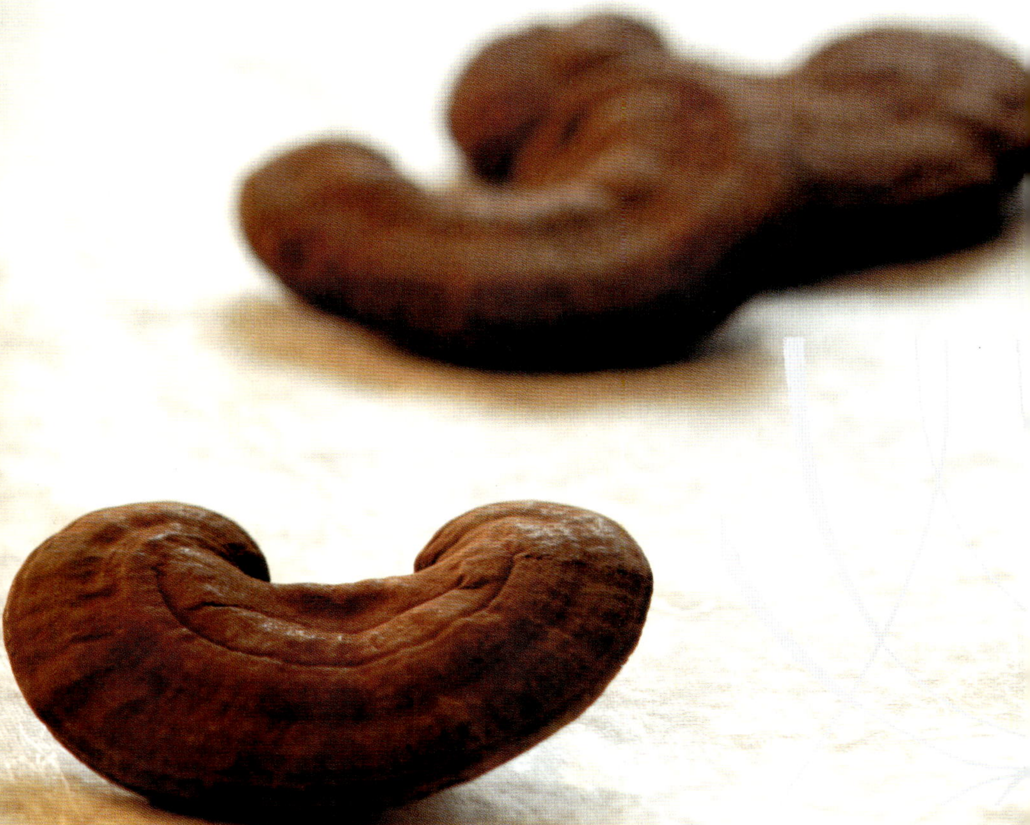

REISHI UND SEINE WIRKUNG AUF DAS IMMUNSYSTEM

Ehe wir genauer erklären, wie sich die Inhaltsstoffe des Reishi-Pilzes positiv auf das Immunsystem auswirken, schauen wir uns die wichtigste Abwehrfunktion unseres Körpers erst einmal genauer an. Sie arbeitet nämlich auf mehreren Ebenen.

Unser Immunsystem

Es ist eine geniale und perfekt abgestimmte Einrichtung: Unser Immunsystem verteidigt den Organismus unermüdlich gegen Angreifer wie Bakterien, Pilze, Viren oder auch Krebszellen. Mehr als 50 Botenstoffe gehören dazu und mehrere Organe, wie allen voran der Darm, aber auch Haut und Schleimhaut, Thymusdrüse, Knochenmark, Lymphknoten und Mandeln, selbst die Kieferknochen. Sie dienen als Brutstätten für Milliarden von Abwehrstoffen, als Lagerplatz und Filtersystem.
Bemerkenswert: Alle Bestandteile des Immunsystems zusammengenommen wiegen mehrere Kilo!

DAS DARM-IMMUNSYSTEM

Unser Darm ist mit zwei Dritteln aller Immunzellen ausgestattet und damit das grösste Abwehrorgan des Menschen. Was ihn so stark macht? Es sind Billionen von Darmbakterien, die so genannte Darmflora. Sie stimulieren das Immunsystem und bilden Antikörper. Sie sind wichtig für die Blutgefäßbildung im Darm, das Funktionieren der Darmmotorik und somit Verdauung. Desweiteren helfen sie, krebserregende Stoffe unschädlich zu machen. Ist die Darmflora gestört oder geschwächt erhöht das automatisch unsere Infektanfälligkeit.

In den Schleimhäuten, auf der Haut und im Verdauungstrakt ist das Immunsystem besonders gefragt. Denn hier wird unerwünschten Eindringlingen von Außen eine erste Angriffsfläche geboten. Gelingt es Krankheitserregern, an der ersten Abwehrkette vorbei in den Körper zu gelangen, beispielsweise durch kleine Verletzungen, wird eine zweite Abwehrkette in Gang gesetzt: Schleim oder Speichel schwemmen sie größtenteils wieder hinaus (daher auch der Niesreflex) beziehungsweise leiten sie zur Vernichtung in den säuregefüllten Magen, wo sie zersetzt werden.

WAS SIND IMMUNGLOBULINE ÜBERHAUPT?

Immunglobuline sind Eiweiß-Stoffe, die der Körper zur Abwehr fremder Substanzen bildet. Sie verbinden sich an ihrem einen Ende mit dem zu bekämpfenden Fremdkörper. Am anderen Ende docken sie an körpereigene Zellen an, die dadurch die Fremdkörper unschädlich machen und den Organismus so vor Infektionen schützen.

Man unterscheidet fünf verschiedene Immunglobuline (Abkürzung=Ig). Sie sind jeweils mit einem anderen Buchstaben gekennzeichnet

Ig A Sie werden im Blut, im Speichel, Magen- und Darmsaft vorgefunden. So dienen sie an den Eintrittspforten des Körpers vor allem der örtlichen Abwehr von Fremdkörpern auf den Schleimhäuten. Neugeborene bekommen Ig A aus der Muttermilch.

Ig D Die genaue Funktion dieser Antikörper ist noch nicht geklärt.

Ig E Sie spielen bei allergischen Reaktionen (Histaminfreisetzung) und Parasitenbefall eine große Rolle.

Ig G Sie finden sich überwiegend im Plasma und bestehen aus mehreren Untertypen. Ig G ist besonders wirksam bei bakteriellen Infektionen. Es kann aber auch bei Auto-Immunerkrankungen oder Lebensmittel-Unverträglichkeiten aktiv werden.

Ig M Sie sind besonders wirksam bei Infektionen durch Viren und tropische Parasiten (zum Beispiel Malaria) und werden beim Eindringen eines Fremdkörpers in die Blutbahn zeitlich als Erstes aktiv.

Reicht das nicht, nistet sich beispielsweise ein Schnupfenvirus trotzdem ein, treten eine ganze Reihe an Spezialisten auf den Plan: Die Hauptarbeit der Immunabwehr übernehmen die weißen Blutkörperchen, die Leukozyten. Sie teilen verschiedene Aufgaben unter sich auf. So genannte Killerzellen töten Schleimhautzellen in den Atemwegen, in denen sich bereits Viren breit gemacht haben. Bewegliche Fresszellen sind im ganzen Körper auf der Suche nach Eindringlingen unterwegs. Erwischen sie einen, machen sie ihn unschädlich: Sie verschlucken ihn einfach. Gleichzeitig werden Botenstoffe freigesetzt, die unsere Gefäße weit stellen. Das erhöht den Blutfluss durch die Arterien. Erwünschter Effekt: Die Verstärkungstruppen gelangen schneller dahin, wo die Erreger Unheil anrichten.

Wird die feindliche Übermacht zu stark, rücken die besonders aktiven T- und B-Zellen zur Verstärkung an: Die T-Zellen identifizieren den „Feind". Sie "fotografieren" ihn und senden ein Signal an die B-Zellen. Diese produzieren daraufhin die benötigten, passenden Antikörper, auch **Immunglobuline** (siehe linke Seite) genannt. Das können bis zu 2000 pro Sekunde sein.

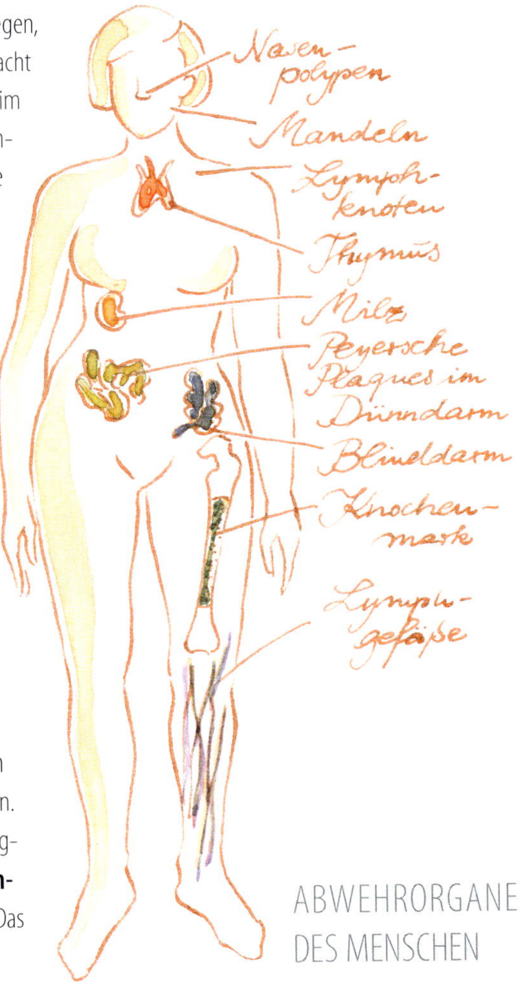

ABWEHRORGANE DES MENSCHEN

Das Immunsystem arbeitet aber nicht nur im Fall akuter Infektionsgefahr, sondern denkt auch voraus. Besonders pfiffig: einige spezielle Gedächtniszellen speichern einen "Steckbrief" der Angreifer ab, um sie künftig leichter wiederzuerkennen. So entsteht eine kleine "Datenbank" potentieller Krankheitserreger, gegen die sich der Körper zu wehren lernt. Das Immunsystem kann auf diese Weise bei einem späteren Kontakt die Eindringlinge effektiver bekämpfen, da er bereits weiß, welche Antikörper hier vonnöten sind.

Kinder kommen nur mit einer Basisausstattung auf die Welt. Sie sind deshalb öfter krank, bekommen Schnupfen, Fieber, Mittelohrentzündungen. Sie brauchen Jahre, um den Verteidigungsapparat aufzustellen. Deshalb ist es wichtig, Kinder nicht durch übertriebene Hygiene vollkommen von Bakterien und Keimen fern zu halten. Ein bisschen Schmutz braucht jeder Organismus, um Immunabwehr und -gedächtnis zu entwickeln. Schutzimpfungen mit abgetöteten oder abgeschwächten Formen des jeweiligen Erregers übernehmen die Aufgabe, das Immungedächtnis mit "Futter" zu versorgen. Die Immunzellen erkennen das Fremdmaterial, speichern seine Merkmale, produzieren Antikörper. Taucht der Keim zu einem späteren Zeitpunkt wieder auf, identifiziert das Abwehrsystem den Original-Keim sofort und kann ihn relativ schnell unschädlich machen. Der Schutz hält oft ein Leben lang.

Doch dieser faszinierende Abwehrmechanismus steht nicht allen Menschen in vollem Maße zur Verfügung. Alte Menschen, Kranke – hier besonders chronisch Kranke – und Kinder, aber auch gestresste Menschen haben ein nicht voll funktionierendes Immunsystem.

Unser Immunsystem leistet als Gesundheitspolizei ein hartes Stück Arbeit, indem es tagtäglich hunderte von Viren und Bakterien erfolgreich abwehrt. Entsprechend braucht es Ruhephasen zur Regeneration, eine ausgewogene Ernährung als "Kraftstoff". Fast Food, Bewegungsmangel, aber auch Zigarettengenuss, Alkohol und Umweltgifte können es schwächen. Die Psyche hat ebenfalls einen nicht unerheblichen Einfluss auf unser Immunsystem. Menschen die unter Stress stehen, traurig oder einsam sind, erkranken häufiger als andere.

REISHI STÄRKT DIE GESUNDHEITSPOLIZEI

Der Reishipilz kann Ihre Gesundheitspolizei auf einfache, aber sehr effektive Weise unterstützen. Denn er ist eines der wenigen Heilmittel, der unser Immunsystem rundherum unterstützt. Es optimiert die Abwehrkraft der Schleimhäute und das innere Immunsystem.

Biochemisch gesehen ist der Reishi-Pilz ein kleines Kraftpaket mit einer Fülle heilsamer Substanzen. Die wichtigsten für die Immunstimulation sind Mehrfachzucker, auch Polysaccharide genannt. Das macht ihn für das Immunsystem besonders interessant.

Denn eine wichtige Komponente bei der Abwehr auf eine Immunsystemattacke ist das so genannte Mannose-Bindungs-Protein. Dieses Protein verfügt an einem Ende über drei Zucker-Bindungsstellen, Diese enthalten wiederum Mehrfachzucker. Als vielseitige „Patrouille“ in unserem Körper erfüllen sie mehrere Aufgaben. Sie erkennen, ob Zellen, auf die sie treffen, gesund oder krank sind (z. B. Krebszellen) und lösen bei Bedarf eine Immunreaktion, sprich Zerstörung der unerwünschten Zellen aus. Zudem können sie auch direkt Bakterien und Viren, die in unseren Körper eindringen, festhalten, bis die Fresszellen kommen, um sie unschädlich zu machen.

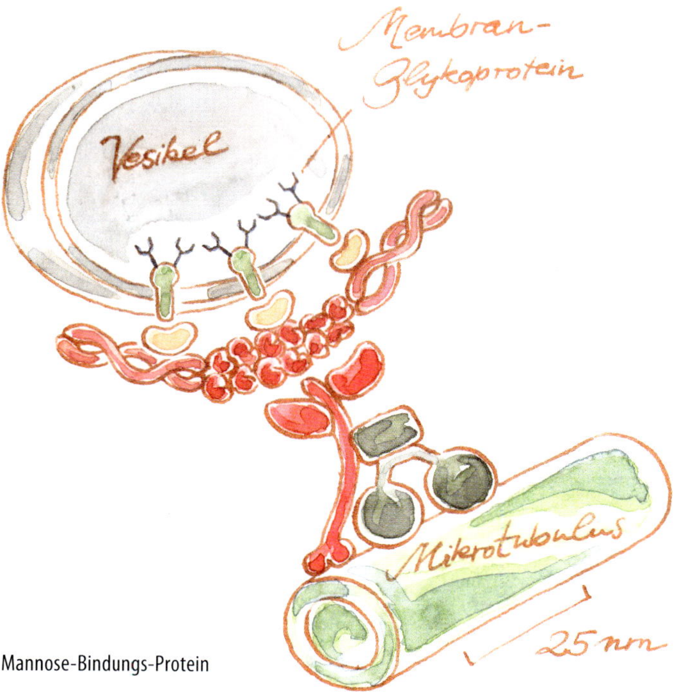

Mannose-Bindungs-Protein

Auch Antikörper, Immunglobuline (Ig) genannt, bestehen größtenteils aus Zuckern. Deshalb kann eine Ernährung mit wertvollen Zuckern, speziell Polysacchariden, die Immunabwehr stärken.

ZUCKER IST NICHT GLEICH ZUCKER

Unter den Begriff Zucker fällt eine große Stoffgruppe, die sich aus Kohlenstoff, Wasserstoff und Sauerstoffatomen zusammensetzt. Einzelne Zuckermoleküle können sich zu langen Ketten zusammenlagern. Je nach Anzahl der Kettenbausteine spricht man von:

- **Einfachzucker** (Monosaccharide), z. B. Traubenzucker, Fruchtzucker
- **Zweifachzucker** (Disaccharide), z. B. Rübenzucker, Rohrzucker, Milchzucker, Malzzucker
- **Mehrfachzucker** (Oligosaccharide) mit drei bis sechs Zuckerbausteinen und Vielfachzuckern (Polysacchariden) mit mindestens sieben Zuckerbausteinen, z. B. Hyaluronsäure, Stärke, Zellulose, Glykogen

Einfach- und Zweifachzucker sind unsere wichtigsten Energielieferanten, machen aber auch, wenn man zuviel von ihnen zu sich nimmt, dick.
Mehrfach- und Vielfachzucker dienen hingegen als Energiespeicher und Ballaststoff. Im Pflanzenreich sind sie der wichtigste Baustein der pflanzlichen Zellwände. Bestimmte Vielfachzucker können die Zellkommunikation fördern und unsere Immunabwehr stärken.

REISHI – REICH AN POLYSACCHARIDEN

Doch zurück zum Reishipilz. Er verfügt über eine ganze Reihe wichtiger Polysaccharide, von denen noch nicht alle ausreichend erforscht sind. Sehr wahrscheinlich treten die Heilwirkungen des Reishis durch die zahlreichen Polysaccharide in Ihrer Kombination auf.

In Reishi hat man aber schon folgende Polysaccharide isolieren und ihren Wirkungsweisen zuordnen können. Ihre chemische Nomenklatur erfordert oft sehr lange komplizierte Wörter. Deshalb werden sie der Einfachheit halber mit einer Abkürzung versehen.

Ganoderane A,B,C	- Blutdruck senkend
GL-1	- Anti-Tumor-Wirkung, immunstimulierend
ß-D-Glucan	- Anti-Tumor-Wirkung, immunstimulierend
FA, FL, FL-1a	- Anti-Tumor-Wirkung, immunstimulierend
D6	- Beschleunigt Proteinsynthese
Gl-2a-Beta	- Anti-Tumor-Wirkung, immunstimulierend

Eine äusserst wirksame Rolle spielen die ß-D-Glucane. Diese Stoffgruppe ist beim Reishi von besonderer Bedeutung und zwar hier ganz besonders die speziellen 1,3; 1,6-ß-D-Glucane.
Aufgrund ihrer Größe können die ß-D-Glucane nur schwer vom Körper aufgenommen werden, deshalb bleiben sie auch lange im Körper aktiv.

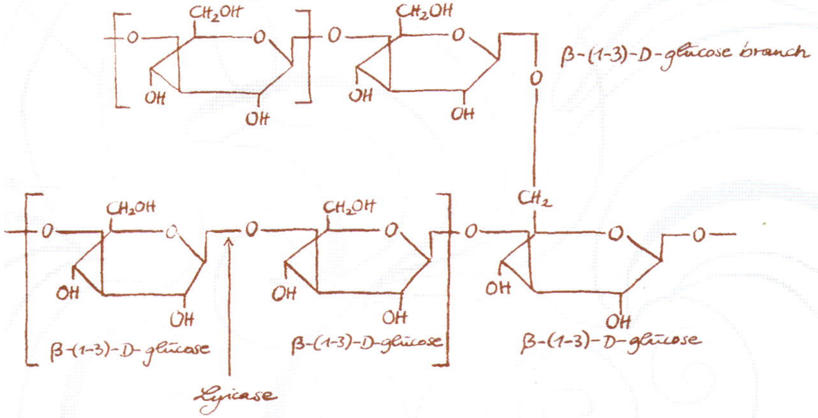

ß-1-6-Glucan mit seinen Bausteinen aus Glucose.

Polysaccharide gehen nicht in den normalen Nährstoffwechsel über, um dann in Energien und Fettreserven angelegt zu werden. Sie erfüllen andere Aufgaben. Die im Reishi aktiven Mehrfachzucker (einige davon finden sich auch in dem bekannten immunstärkenden Sonnenhut, auch Echinacea genannt) halten unsere wichtigste Krankheitsabwehr, das Immunsystem, fit und gesund.

Hier deckt sich die westliche Forschung mit den Erfahrungen der TCM. In den asiatischen Ländern ist Reishi nämlich seit langer Zeit ein wesentlicher Bestandteil des asiatischen Pendants zur westlichen Immuntherapie, der so genannten „Fu-Zeng-Behandlung“.

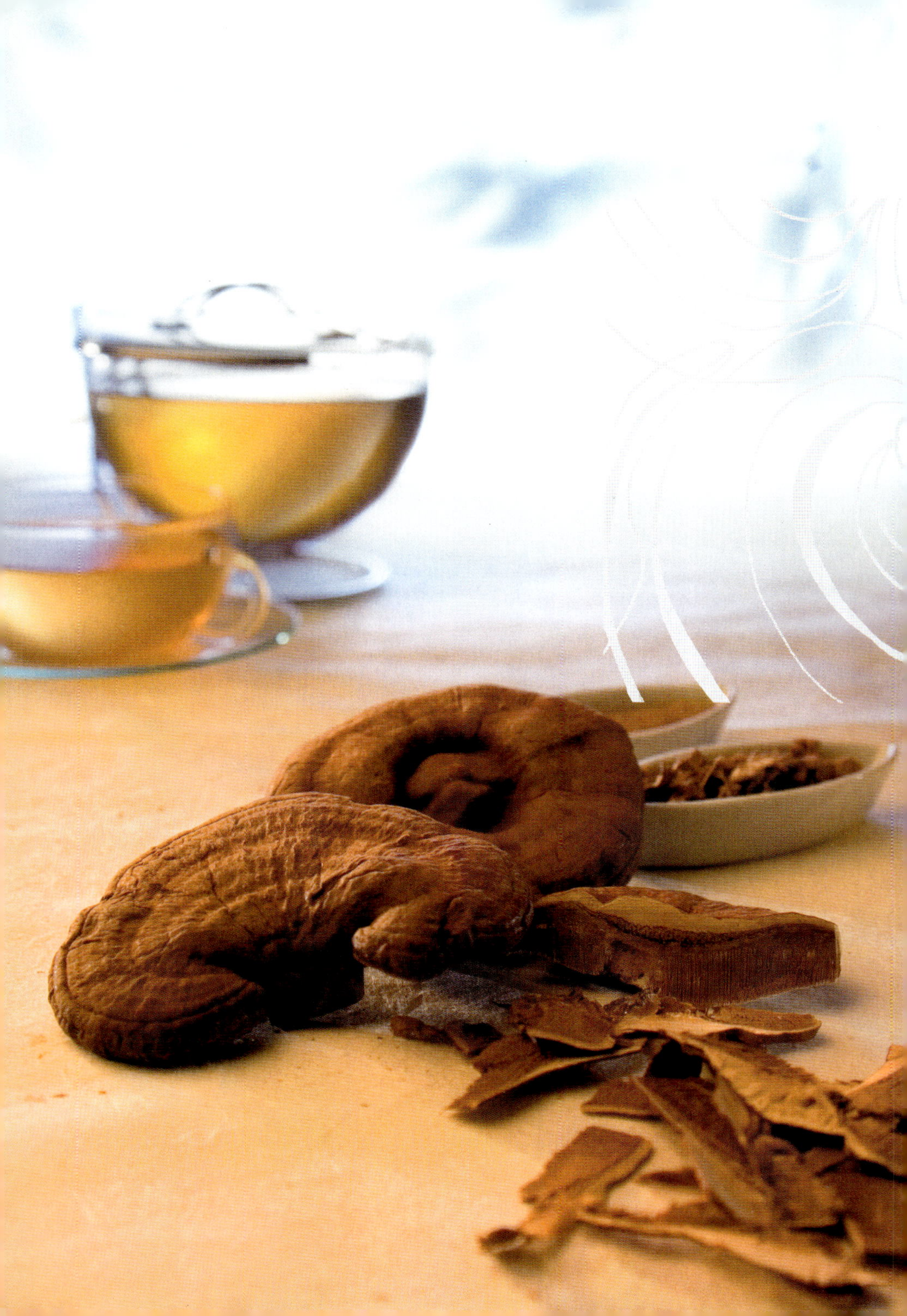

INFO

Die langen Zuckerketten müssen, damit der Körper sie verwerten kann, in kleinere Zuckerketten aufgespalten werden. Da diese Aufspaltung durch Vitamin C unterstützt werden kann, enthalten Reishipilz-Produkte oft ergänzend Vitamin C.
Ganz nebenbei unterstützt die Vitamingabe dann auch zusätzlich unser Immunsystem.

Verschiedene Untersuchungen konnten belegen, dass die Gabe von Reishi die körpereigene Produktion von Interferon stimuliert. Interferon ist ein Zellstoffwechselprodukt, das die Ausbreitung von Viren stoppen kann.
Aber auch bei der Bekämpfung von Bakterien kann Reishi erfolgreich eingesetzt werden.
Nach der Gabe von Reishi konnte bei Testpersonen ein Anstieg des Immunglobulins im Blut nachgewiesen werden – ein weiterer Beleg für die immunstärkende Gabe des Heilpilzes.

Diese immunstärkende Wirkung ist sicher auch ein Grund, weshalb Reishi krebsvorbeugend wirken kann. Diesen Schluss lassen

Forschungsergebnisse des Linus-Pauling-Instituts für Wissenschaft und Medizin zu. Zudem besitzen einige der Polysaccharide im Pilz tumorfressende Eigenschaften.

Weiterhin ist Reishi ein bewährtes Antioxidans. Antioxidantien wirken dem schädigenden Einfluss von Freien Radikalen entgegen. In Studien konnte gezeigt werden, dass Reishigaben die Zahl an Freien Radikalen im Organismus um bis zu 50 Prozent senken konnte.

WAS SIND FREIE RADIKALE?

Es handelt sich um aggressive chemische Moleküle, die im menschlichen Körper ständig entstehen. Ihre Bildung wird durch ganz unterschiedliche Einflüsse ausgelöst. Rauchen, Alkohol, Ozon, UV-Licht, Abgase, Konservierungsstoffe in Lebensmitteln und Stress sind nur einige der wichtigsten. Was die Stoffe so gefährlich macht ist ihre Fähigkeit, mit anderen Molekülen unserer Körperzellen eine Verbindung einzugehen. Auf diese Weise können sie Krankheiten und das Entstehen von Tumorzellen fördern, die natürlichen Alterungsprozesse beschleunigen. Als wichtige Abwehr freier Radikaler gelten so genannte Antioxidantien. Sie sind in der Lage, die Freien Radikale zu neutralisieren, ehe sie Schaden anrichten können.

Wird Reishi als Nahrungsergänzungsmittel oder Zutat in Lebensmitteln eingenommen, sind seine immunstabilisierenden und antioxidativen Effekte dauerhaft. Damit leistet Reishi einen äusserst wertvollen Beitrag zur allgemeinen Gesundheitsvorsorge.

Das kann die Selbstheilungskräfte des Körpers stabilisieren und stärken. Zudem können manche der schädigenden Wirkungen unseres modernen Lebens, dem wir uns nicht entziehen können, ausgeglichen werden.

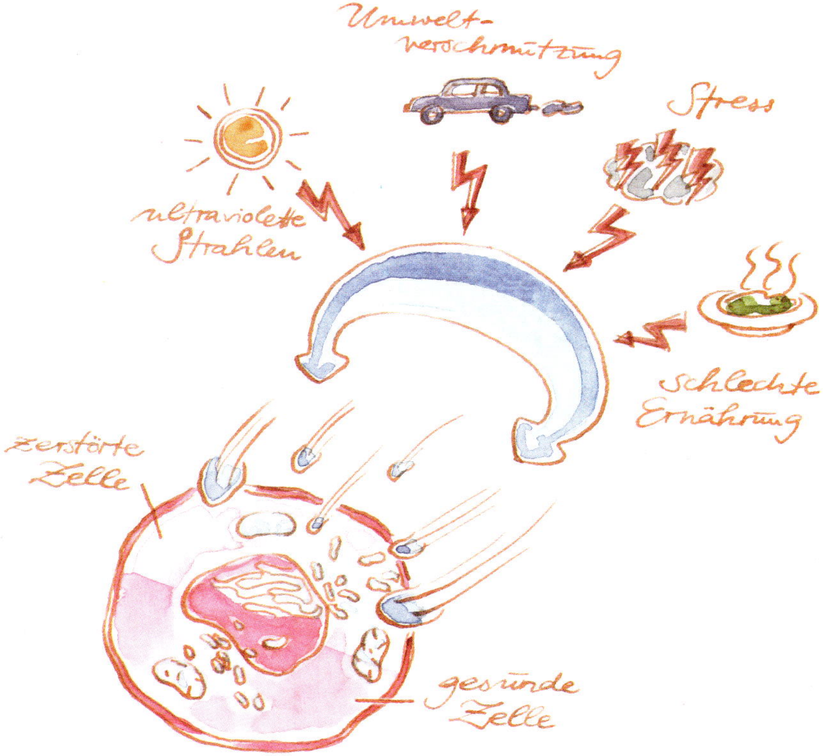

Umwelteinflüsse wie UV-Licht, Smog, Stress und Mangelernährung können Freie Radikale freisetzen, die gesunde Zellen angreifen und zerstören.

ALLERGIEN

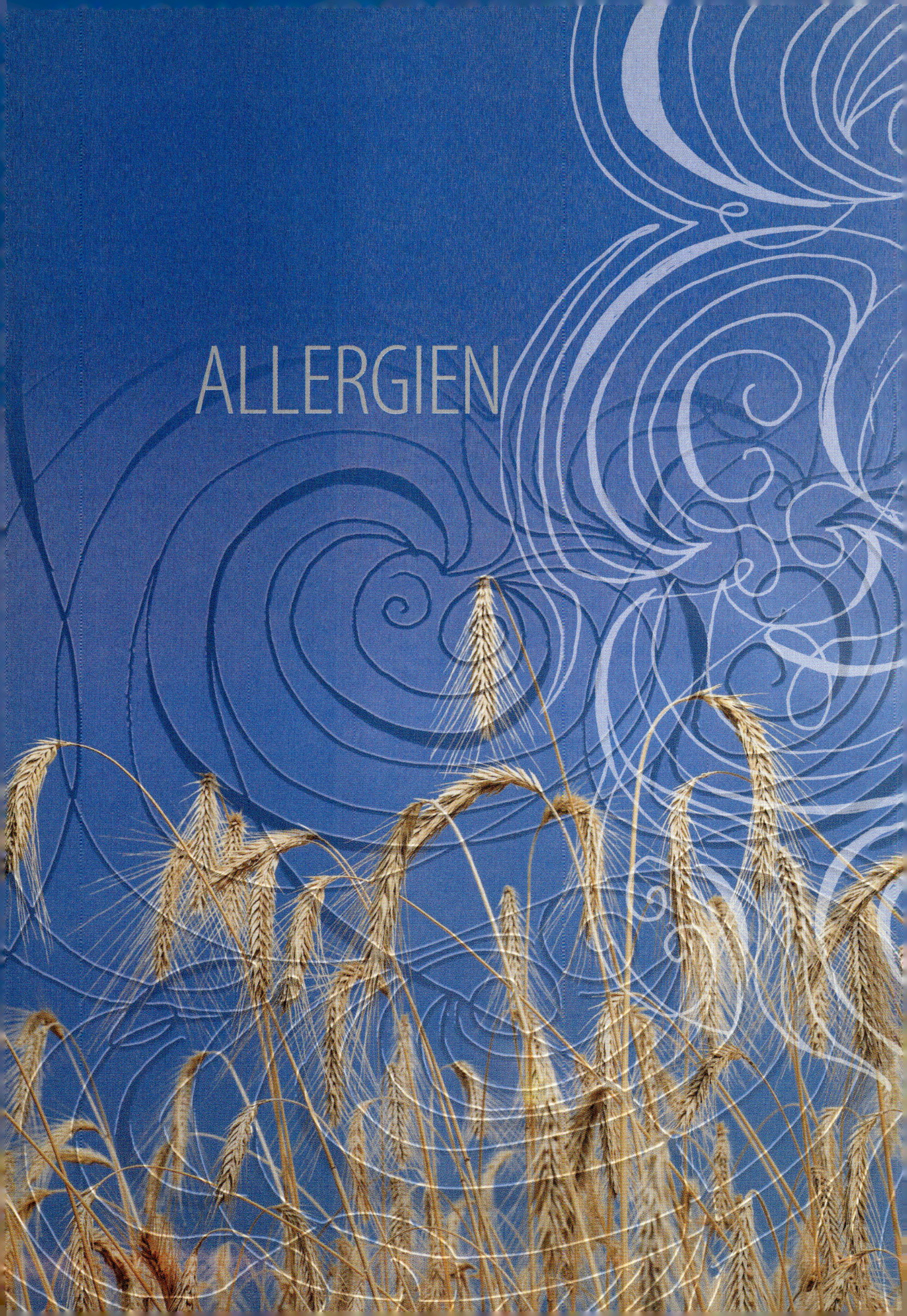

REISHI ALS HILFE BEI ALLERGIEN

Der positive Einfluss, den Reishi auf unser Immunsystem ausübt, wird auch bei der Behandlung von Allergien genutzt.

Um diesen Zusammenhang zu verstehen, muss man erst einmal klären: Was ist überhaupt eine Allergie? Unter einer Allergie versteht man eine sich allmählich entwickelnde Überreaktion des Körpers, sprich des Immunsystems, auf ganz bestimmte Stoffe aus der Umwelt. Warum das Immunsystem allerdings auf harmlose Stoffe wie z. B. Pollen so übertrieben reagiert, ist bis heute nicht geklärt.

Das gesunde Immunsystem prüft jeden Stoff, mit dem wir in Kontakt kommen. Gegen schädliche Stoffe (so genannte Antigene) werden dann z. B. im Blut Antikörper gebildet, die den Schadstoff neutralisieren. Damit ist der Körper für eine gewisse Zeit, in manchen Fällen auch lebenslang, immun gegen diesen Stoff.

WIE WIRD EINE ALLERGIE FESTGESTELLT?

Nicht immer sind die Auslöser einer Allergie eindeutig zu identifizieren. Zunächst muss man sich selbst gut beobachten, um zu wissen, wann welche Beschwerden auftauchen, was sie verschlimmert oder was sie bessert. Um dem Allergen auf die Spur zu kommen, wird der Arzt dann entsprechende Tests durchführen. Das können Hauttests, Bluttests oder Provokationstests sein.

Das „allergische" Immunsystem kann schädliche Stoffe nicht von unschädlichen unterscheiden. Es stuft harmlose Substanzen wie z. B. Blütenpollen, Tierhaare, Hausstaubmilben als gefährlich ein und bildet Antikörper. Aber anstatt, wie der gesunde Körper, immun zu sein, reagiert der allergische nun überempfindlich. Bereits beim zweiten Kontakt mit einem Allergen (so nennt man den allergieauslösenden Stoff, wie die Blütenpollen) kann im Körper deshalb eine allergische Reaktion ablaufen. Es werden Entzündungsbotenstoffe wie Histamin freigesetzt. Und das verursacht dann allergische Reaktionen wie ein Anschwellen der Schleimhäute, Juckreiz oder eine Verkrampfung der Bronchien.

Reishi wirkt regulierend und ausgleichend auf unser Immunsystem. So stärkt es nicht nur die gesunde Immunabwehr sondern senkt das Reaktionspotential des „allergischen" Immunsystems, das überreagiert.

Die antiallergische Wirkung des Reishi setzt bei der Ausschüttung des Histamins an.

An diesem Prozess sind verschiedene Bestandteile des Pilzes beteiligt:

- Allen voran die **Ganodermik-Säuren A, B, C und D**. Es handelt sich hierbei um Triterpene. Sie hemmen die Freisetzung des Histamins.
- **Oleinsäure**, das ist eine ungesättigte Fettsäure, hemmt die Histaminausschüttung und wirkt antiallergisch.
- **„Ling Zhi-8"** (=LZ 8) ist ein speziell im Reishi vorkommendes Protein, das ebenfalls antiallergische Eigenschaften besitzt.

Ganodermik-Säuren gehören zu den Triterpenen und sind im Reishi reich vertreten. Besonders die Ganodermiksäure C scheint neben den Säuren A und D besonders antiallergisch zu wirken.

Doch was sind Triterpene überhaupt? In der Natur weit verbreitet sind Terpene. Sie kommen hauptsächlich in Pflanzen vor und sind Bestandteile ihrer ätherischen Öle. Terpene besitzen antimikrobielle Wirkungen, die in fast allen Kulturkreisen bekannt sind. Sie werden u.a. zur Konservierung, für Kosmetika, für die Herstellung von Aromen und Parfums sowie als Therapeutika verwendet. Viele Terpene sind Kohlenwasserstoffe mit dem Baustein Isopren. Man teilt sie nach Anzahl der Isopreneinheiten u.a. in Monoterpene, Diterpene, Triterpene, und Tetraterpene ein. Triterpene besitzen 6 Isopren-Einheiten. Zu ihnen gehören u.a. die Limonoide aus Citrusfrüchten. Einige Limonoide wirken antiviral und antibakteriell.

Allergikern, ganz gleich ob es sich um Heuschnupfengeplagte, Lebensmittelallergiker oder Menschen mit einer Überreaktion auf Hausstaub und Tierhaare handelt, wird eine dauerhafte Einnahme von Reishi empfohlen, da dies die Histaminausschüttung im Gleichgewicht hält.

ATEMWEGS-ERKRANKUNGEN

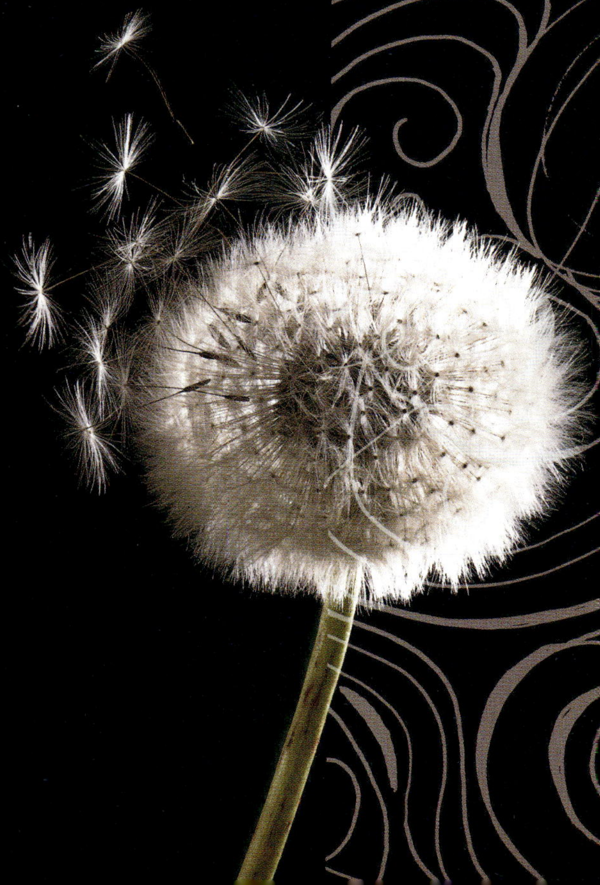

REISHI BEI ATEMWEGSERKRANKUNGEN

Laufende Nasen und tränende Augen als Folge von einer Allergie sind nicht nur unangenehm und lästig. Aus Heuschnupfen & Co. können sich andere Erkrankungen entwickeln. Das gilt insbesondere dann, wenn sie regelmäßig auftreten und über einen längeren Zeitraum anhalten. Denn durch die Allergie steigt auch das Risiko, an Asthma zu erkranken. Es kann zu Komplikationen kommen, wenn die Beschwerden nicht auf die oberen Atemwege beschränkt bleiben. Wandern sie vom Nasen-Rachen-Raum in die Bronchien, so sprechen Experten von einem „Etagenwechsel". In den tieferen Atemwegen, den Bronchien der Lunge, kann eine Infektion zu „Pollenasthma" führen. Das zeigt sich häufig in Husten, der bei „normalem" Heuschnupfen nicht vorkommt, und anderen asthmatischen Beschwerden. Die Wahrscheinlichkeit, an Asthma zu erkranken, erhöht sich durch eine Allergie um das Zwei- bis Dreifache.

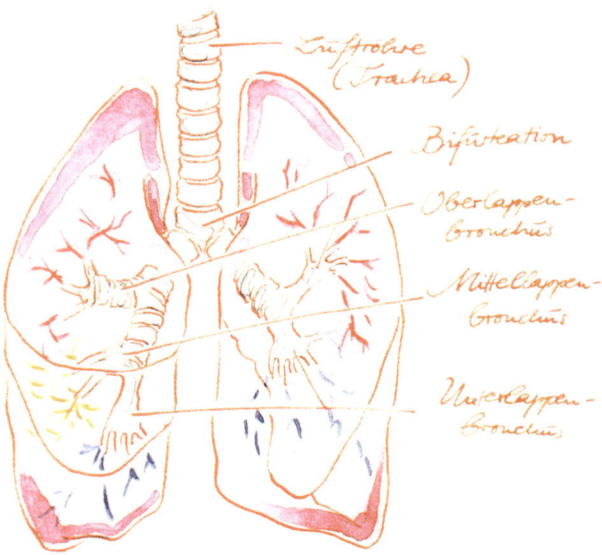

WAS IST ASTHMA?

Asthma ist das Ergebnis einer anhaltenden Entzündung der Atemwege. Die Atemwege reagieren überempfindlich auf verschiedene Reize und sind zeitweise verengt. Diese Einengung der Atemwege kommt durch krampfartiges Zusammenziehen der Bronchialmuskulatur, Anschwellen der Bronchialschleimhaut und vermehrte Ausschüttung von zähflüssigem Schleim zustande. Ein Asthmaanfall beginnt meist mit vertiefter und beschleunigter Atmung, oft mit Husten und hörbarem Pfeifen beim Atmen. Die Atemnot ist Folge der erschwerten Ausatmung. Bei starker Atemnot läuft das Gesicht rötlich-blau an. Jeder Asthmapatient gehört in die Behandlung eines Arztes.

Reishi kann natürlich kein Asthma heilen. Aber: Es kann die Symptome mindern, die Atmung verbessern. In der klassischen chinesischen Medizin gehört die Gabe von Reishipilz zur Standardtherapie bei asthmatischen Beschwerden. Die positive Wirkung läuft auf zwei Ebenen. Einerseits ist es die Regulation der Immunglobulinbildung (siehe Seite 22/23), von der auch Asthmatiker profitieren. Auch die antiallergischen Eigenschaften sind für den Großteil der Asthmatiker, die zugleich Allergiker sind, von Bedeutung. Zusätzlich verbessert Reishi die Sauerstoffversorgung des Blutes – besonders wichtig bei Atemwegsproblemen. Für diesen Effekt sorgt **Germanium**, ein weiterer Inhaltsstoff des Reishis.

In einer großen chinesischen Lungenstudie aus dem Jahr 1995 wurde untersucht, ob die Gabe von Reishi die Lungenfunktion von Asthmatikern, die bereits mit Aerosolen behandelt werden, verbessern kann. Resultat: Reishi kann den Erfolg einer westlichen Asthmatherapie noch wirksam unterstützen.

Eine weiteren häufigen Erkrankung der Atemwege kann durch Reishi vorgebeugt werden: Die chronische Bronchitis. In Deutschland leiden schätzungsweise über sechs Millionen Menschen an einer chronischen Bronchitis. Die Erkrankungshäufigkeit nimmt mit steigendem Lebensalter zu. Männer sind von der chronischen Bronchitis etwa dreimal häufiger betroffen als Frauen.

WAS IST GERMANIUM?

Es handelt sich um ein Spurenelement. Es findet sich in vielen Pflanzen, die zu einer allgemeinen Stärkung der Konstitution beitragen, wie z. B. Knoblauch, Ginseng oder Aloe Vera. Germanium stärkt das Immunsystem und unterstützt die Bildung des Viren hemmenden körpereigenen Interferons. Und – das macht es doppelt wertvoll – es fördert die Sauerstoffversorgung bis in die kleinsten Zellen und damit indirekt auch alle Körperfunktionen. Das Germanium im Reishi ist viermal so potent wie das von Ginseng!

WAS SIND DIE URSACHEN EINER CHRONISCHEN BRONCHITIS?

Die Hauptursache der chronischen Bronchitis ist das Rauchen. 90 Prozent aller Menschen mit chronischer Bronchitis sind Raucher oder Ex-Raucher. Jeder zweite Raucher über 40 Jahre leidet an einer chronischen Bronchitis. Das Fortschreiten der Krankheit hängt vor allem davon ab, wie viel und seit wann der Einzelne raucht. Weiterhin begünstigen Luftverschmutzung am Arbeitsplatz (z. B. Staubbelastung bei Bergarbeitern), häufige Infekte in den Atemwegen, sowie feuchtes Klima im Herbst und Winter ihr Entstehen. Eine weitere Ursache der Krankheit sind fehlende Abwehrstoffe, das so genannte Antikörpermangelsyndrom. Im Herbst und Winter verstärken sich die Beschwerden. Infekte gefährden den Patienten zusätzlich.

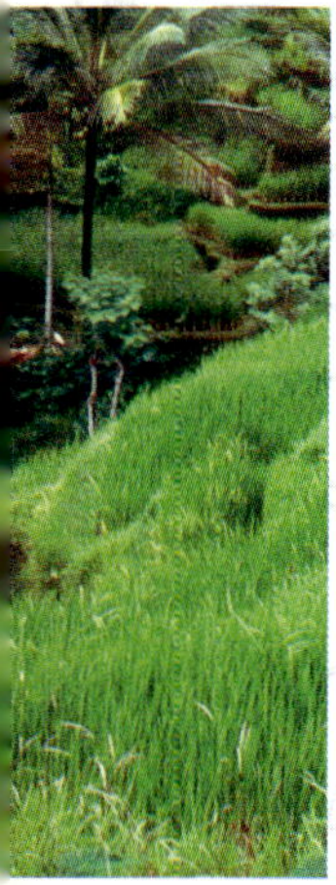

WIE VERLÄUFT EINE CHRONISCHE BRONCHITIS?

Zu Beginn der Erkrankung werden die Flimmerhärchen der Atemwege gelähmt und die Lunge produziert übermäßig viel Schleim. Im weiteren Verlauf der Erkrankung werden die Flimmerhärchen zerstört und die Schleimhaut der kleinen Lungenbläschen verschwindet. Dadurch werden die Lungenbläschen beim Ausatmen instabil und fallen in sich zusammen. Die entzündete Bronchialschleimhaut verdickt sich und verengt die Luftwege.

Der Ansatzpunkt für Reishi liegt wieder auf mehreren Ebenen. Untersuchungen haben ergeben, das Reishi eine besondere Schutzfunktion bei Nikotinmissbrauch hat. Durch Rauchen bedingte Krankheitssymptome – in diesem Fall also die Bronchitis – konnten bis auf 25 Prozent gesenkt werden.

Seine immunstimulierenden Eigenschaften senken die Anfälligkeit für eine chronische Bronchitis, die durch Antikörpermangel oder Atemwegsinfektionen hervorgerufen wird. In einer chinesischen Studie aus dem Jahr 1986 mit mehr als 2000 Patienten konnte die Effektivität des Reishis bei chronischer Bronchitis nachgewiesen werden.

Zusätzlich soll Reishi die Regeneration bronchialer Endothelzellen anregen. Das macht die Bronchien stark. Seine antibakteriellen Eigenschaften unterstützen die Heilung von bakteriellen Lungenentzündungen bzw. wirken auch extrem vorbeugend.

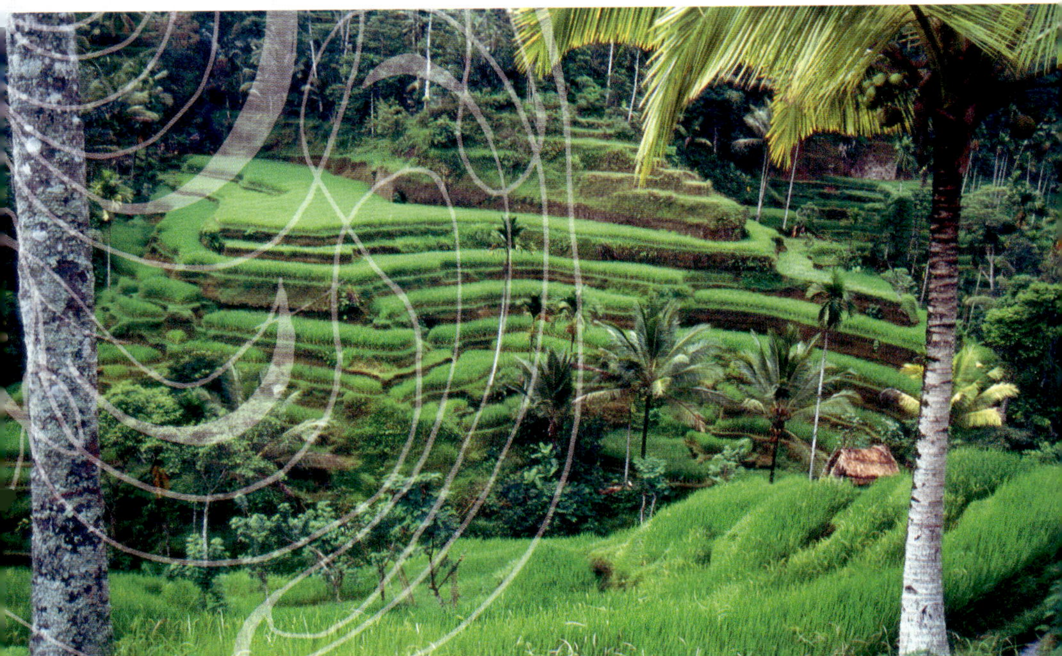

VOLKSKRANKHEITEN

REISHI UND DIE GROSSEN VOLKSKRANKHEITEN

Bei zwei großen Volkskrankheiten unserer modernen Zivilisation erweist sich Reishi als vorteilhaft: Fettstoffwechselstörungen und Diabetes.

An einer Fettstoffwechselstörung, die sich in erhöhten Cholesterinwerten zeigt, leiden in Deutschland schätzungsweise 20 Millionen Menschen. Und die Betroffenen werden als Folge ungesunder Lebensweise immer jünger. Falsche Ernährung und Bewegungsmangel sind sicher mit Auslöser dafür, dass die Blutfettwerte dramatisch in die Höhe schießen.
Blutfett ist ein wichtiger Bestandteil jeden Organismus. Ohne könnten wir nicht überleben. Doch kommt es – wie bei allem im Leben – auf das richtige Verhältnis an. Dauerhaft erhöhte Cholesterinwerte sind die Ursache Nummer 1 für eine Arterienverkalkung. Mögliche Folge: Herzinfarkt!

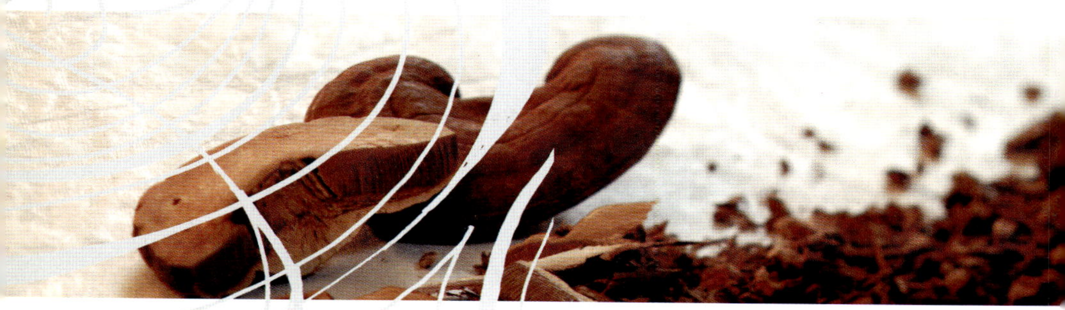

Wie genau Reishi auf den Fettstoffwechsel wirkt, weiß man nicht. Aber mehrere klinische Studien in China konnten beachtliche Erfolge bei der Behandlung von Patienten mit erhöhten Blutfettwerten nachweisen. Die regelmäßige Einnahme von Reishi (über 3 Monate hinweg) konnte nicht nur den Gehalt des schädlichen LDL-Cholesterin um bis zu 40 Prozent senken. Zugleich wurde auch eine Erhöhung der positiven HDL-Werte gemessen.

Bemerkenswert: Patienten mit besonders hohen Cholesterinwerten zeigten nach der Reishi-Behandlung die stärkste Verbesserung ihrer Werte.

Und auch die schädlichen Triglyceride im Blut, die meist in Verbindung mit erhöhtem Cholesterin auftreten, gingen zurück.

WAS IST CHOLESTERIN?

Für sich genommen ist Cholesterin nicht gefährlich. Im Gegenteil, wir brauchen es. Es ist zum Beispiel die Basis zur Bildung unserer Hormone. Schädlich wird es nur, wenn wir zuviel Cholesterin im Blut haben. Und selbst hier müssen wir unterscheiden. Das „böse" LDL (Low Density Lipoprotein) kann, wenn zuviel vorhanden ist, die Arterien verkalken. Das „gute" HDL (High Density Lipoprotein) löst die Ablagerungen wieder.

Wer dauerhaft zuviel LDL-Cholesterin im Blut hat, erhöht sein Risiko, einen Schlaganfall oder Herzinfarkt zu erleiden.

Doch nicht nur beim Fettstoffwechsel kann Reishi regulierend eingreifen. Er beeinflusst auch unseren Zuckerstoffwechsel und kann damit bei der Diabetes, der zweiten großen Volkskrankheit, präventiv wirken:

Experten sagen voraus, dass es mit großer Wahrscheinlichkeit in 5 Jahren etwa 10 Millionen Diabetiker in Deutschland gibt. Und da kommen sicher noch 2 Millionen unerkannte Fälle hinzu, da die Dunkelziffer enorm hoch ist. Etwa 12 bis 15 Millionen Menschen haben bereits eine Diabetes-Vorstufe. Das lässt sich durch eine Blutzuckerbelastung leicht testen. Jährlich erkranken 5 bis 10 Prozent dieser Menschen an Typ 2-Diabetes.

DIE ZWEI DIABETES-TYPEN

Man unterscheidet zwischen zwei Formen von Diabetes:
Beim Typ 1 Diabetiker – diese seltenere Form haben nur etwa 5 Prozent der Diabetiker – sind bestimmte Zellen des Immunsystems gestört. Das führt dazu, dass die Bauchspeicheldrüse die Insulinproduktion einstellt.
Beim Typ 2 – über 90 Prozent aller Diabetiker – ist immer noch Insulin vorhanden. Aber es kommt aus unterschiedlichen Gründen (z. B. Übergewicht) nicht voll zur Wirkung. Der Körper entwickelt eine „Insulinresistenz". Insulinmangel tritt ein. Die Bauchspeicheldrüse versucht, diesen Mangel durch eine erhöhte Aktivität auszugleichen. Das kann sie erschöpfen.

WIE SIEHT DAS KRANKHEITSBILD AUS?

Diabetes, Zuckerkrankheit genannt, ist die Unfähigkeit des Körpers, Insulin zu produzieren oder zu nutzen. Insulin, ein körpereigenes Hormon, wird normalerweise in der Bauchspeicheldrüse gebildet. Es wird benötigt, um Zucker, den wir mit der Nahrung zu uns nehmen, aus dem Blut in die Zellen zu bringen. Denn dort dient er als Energielieferant. Klappt dieser Zuckerstoffwechsel nicht, fühlen wir uns schlapp, weil die Energieversorgung gestört ist. Auch steigt dann der Blutzuckerspiegel. Das wirkt sich negativ auf die Gefäße aus.

Weshalb jemand an Typ 1 Diabetes erkrankt ist nicht ganz erforscht. Vermutlich gehören Virusinfekte oder eine Fehlernährung im Säuglingsalter – z. B. Kuhmilchgaben vor dem 3. Lebensmonat – zu den Auslösern. Typ 2 Diabetes ist stark erblich bedingt. Kinder eines Diabetikers haben ein 50 Prozent-Risiko, selbst daran zu erkranken. Übergewicht, mangelnde Bewegung können Typ 2 Diabetes auslösen.

WAS UNTERSCHEIDET DIE ZWEI DIABETESTYPEN?

Bei beiden sind erhöhte Blutzuckerwerte vorhanden, weil Insulin, ein Hormon, das den Blutzucker senkt, fehlt oder nicht voll wirksam ist. Beim Typ 1 ist meist eine Immunstörung vorhanden. Auslöser können Virusinfekte oder eine Fehlernährung im Säuglingsalter sein, die die insulinproduzierenden Zellen in der Bauchspeicheldrüse zerstören. Das führt dazu, dass sich kein oder nur zu wenig Insulin bildet. Diesen Prozess können wir bis heute nicht stoppen. Anders beim Typ 2-Diabetes. Beim Typ 2 ist zwar noch Insulin vorhanden, doch kommt es nur schlecht zur Wirkung. Das kann erblich bedingt sein. Aber es wird auch durch Übergewicht und mangelnde Bewegung beeinflusst. Die Bauchspeicheldrüse versucht das auszugleichen, indem sie mehr Insulin produziert. Das kann sie nur eine begrenzte Zeit, dann erschöpft sie.

WICHTIGE DIABETES-GRENZWERTE

Beim Nüchterntest sollte der Blutzuckerwert unter 110 mg/dl liegen. Beim Glukosetest trinken Sie eine festgelegte Zuckerlösung. Der Blutzucker sollte nicht über 200 mg/dl liegen und nach 2 Std. auf 140 mg/dl abgefallen sein. Urinteststreifen sind zu unsicher, da Diabetes sich nur im Blutzucker zeigt.

Es sind besonders die Ganodermik Säuren A und B (Definition siehe Seite 36/37) sowie die Polysaccharide, die hier den glukosesenkenden Effekt zeigen. Klinische Studien in Malaysia, Japan und China konnten belegen, dass Diabetes-Patienten ihren Blutzuckerspiegel durch Einnahme von Reishi konstanter halten konnten. Aber: Je länger ein Patient bereits an Diabetes litt, desto geringer fiel die positive Wirkung aus.

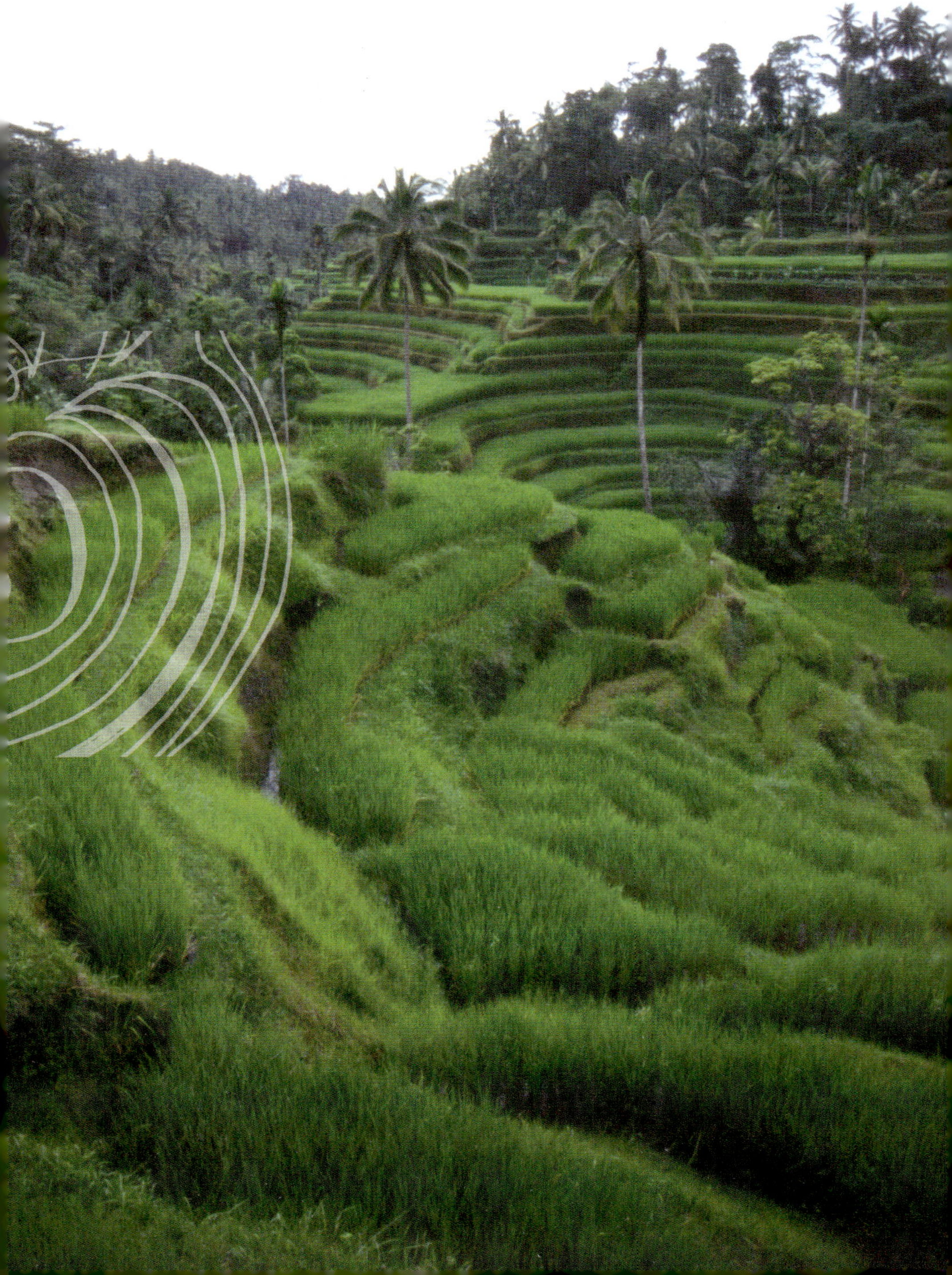

HERZ

REISHI ALS STÄRKUNG FÜR DAS HERZ

Erhöhte Cholesterinwerte und Diabetes – zwei Risikofaktoren auch für Herz-Kreislauferkrankungen. Doch unser Herz profitiert auch auf weitere Weise von den potenten Inhaltsstoffen des Pilzes. Erkrankungen des Herz-Kreislaufsystems gehören in der westlichen Welt zu den häufigsten Todesursachen.

So konnte nachgewiesen werden, dass Reishi die Bildung von Plaques (= verdickte Stellen an Arterienwänden) bei Arteriosklerose-Patienten vermindert. Wie kommt es zu diesen Plaques? Eine Arteriosklerose beginnt, wenn spezifische weiße Blutkörperchen, so genannte Monozyten, aus dem Blut in die Arterienwand eindringen und dort zu Zellen umgebaut werden. Diese Zellen können fettige Substanzen aufnehmen. Mit der Zeit bilden sich dadurch verdickte Stellen, also Plaques, an den inneren Gefäßwänden. Mit der Zeit schichten sich Kalziumablagerungen auf diesen Plaques auf, sie werden brüchig, können reißen. Die Verdickung nimmt zu – die Arterie verengt sich noch mehr. Es können sich Blutgerinnsel bilden, die einen Gefäßverschluss verursachen können.

Was ist Arteriosklerose (= Atherosklerose)?
Es ist eine Sammelbezeichnung für verschiedene Erkrankungen, bei denen sich die Arterienwände verdicken. Sie kann die Arterien von Gehirn, Herz, Nieren und anderen lebenswichtigen Organen betreffen. Wenn die Arterie betroffen ist, die das Gehirn versorgt (die Karotis), kann es zum Schlaganfall kommen. Eine Arteriosklerose der Herzkranzgefäße kann zum Herzinfarkt führen.

Das besonders Gefährliche an der Arteriosklerose: Sie verursacht erst dann Beschwerden, wenn die Arterien bereits stark verengt sind. Deshalb ist Vorsorge besonders wichtig.
Die Gabe von Reishipulver kann hierzu beitragen. In einer Studie der Medizinischen Fakultät von Tongij in Wuhan, China, erhielten 33 Patienten mit Arteriosklerose zwei Wochen lang einen wasserlöslichen Reishiextrakt. Die Wissenschaftler untersuchten das Blut der Patienten vor und nach der Reishigabe. Ihr Resultat: Nach der „Reishi-Kur" fand sich im Blutplasma ein Rückgang der Häufung von Blutplättchen.
Eine weitere Studie mit 103 Herzpatienten in sieben chinesischen Krankenhäusern der Region Nanjing belegte ebenfalls den positiven Effekt auf Erkrankungen der Herzkranzgefäße. Wenn möglich wurde bei den Patienten während der Testphase alle westlichen Medikamente abgesetzt. Der Herzrhythmus normalisierte sich. Schmerzen in der Brust ließen nach. Atembeschwerden und Benommenheit wurden gemindert.
Vor allem die Polysaccharide des Pilzes werden für diese allgemein herzstärkende Wirkung verantwortlich gemacht.

Auch auf den Blutdruck wirkt sich Reishi regulierend aus, was besonders für Menschen mit dem gefährlichen Bluthochruck interessant ist.

BLUTDRUCKWERTE

Die Weltgesundheitsorganisation WHO hat Grenzwerte festgelegt, nach denen ein Blutdruck als normal angesehen werden kann. Bei einer Blutdruckmessung werden zwei Werte ermittelt: Der höhere (systolische) entsteht, wenn das Herz sich zusammenzieht. Der niedrigere (diastolische) wenn das Herz sich zwischen den Schlägen wieder entspannt.
Ein Blutdruck von bis 130 (systolischer Wert) zu 85 (diastolischer Wert) gilt als normal.

Studien in Japan und China kamen zu dem Ergebnis, dass die Triterpene im Pilz eine ähnliche Wirkung haben wir ACE-Hemmer – chemische Medikamente, die bei Bluthochdruck gegeben werden. Nachdem die Patienen zehn Tage lang Reishi einnahmen, war eine deutliche Senkung des Blutdrucks festzustellen.

ACHTUNG: Wer regelmäßig ACE-Hemmer einnimmt, sollte diese nicht ohne Rücksprache mit seinem Arzt absetzen um statt dessen Reishi einzunehmen.

In umfassenden Studien wurde im Pilzextrakt zudem ein Wirkstoff entdeckt, der die Funktionskraft des inneren Herzmuskels verbessert. Zugleich wird der Blutdurchfluss erhöht und der Sauerstoffverbrauch des Herzmuskels verringert. Insgesamt optimiert dies das Herz-Kreislauf-System.

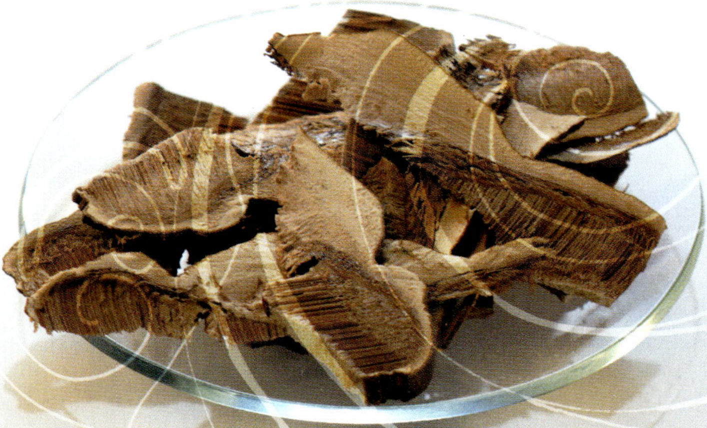

REISHI ALS ENTGIFTUNGSHILFE FÜR DIE LEBER

Ein gut funktionierendes Herz-Kreislauf-System – eine gute Basis für ein langes Leben. Wer dann noch seine Leber fit hält, kann sich freuen. Auch hier kann Reishi hilfreich sein. Kann die Leber ihre Aufgaben nicht richtig wahrnehmen, leidet der gesamte Körper, denn es beginnt eine schleichende Vergiftung.

LEBER

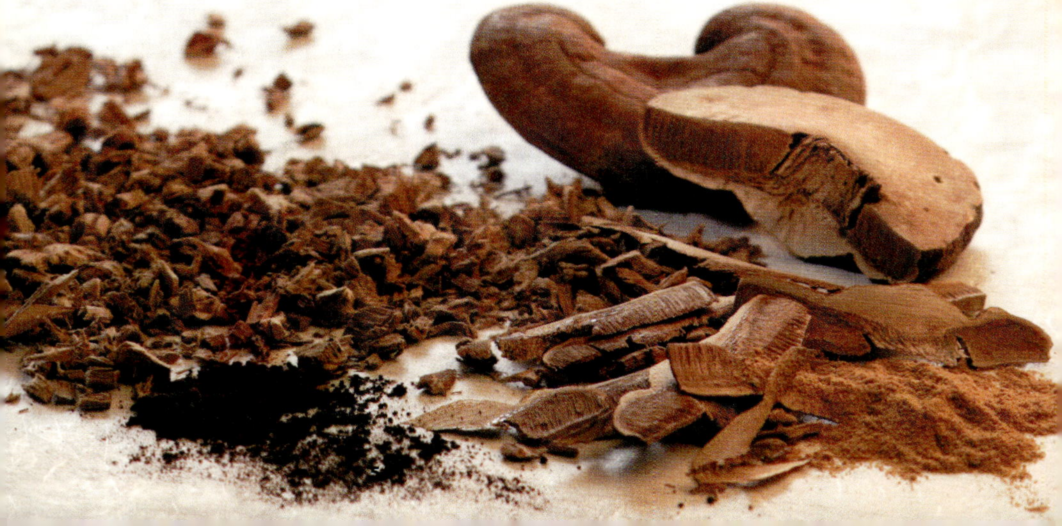

Bereits in alten chinesischen Kräuterbüchern aus dem 17. Jahrhundert wird der Lingh Zhi oder Reishi als leberstärkendes Mittel gelobt. Doch auch moderne Studien beweisen es: So reagierten Patienten mit der gefährlichen chronischen Hepatitis B positiv auf die Gabe von Reishi. Überhöhte Leberwerte, die im Blut nachgewiesen werden und auf eine Schädigung der Leber hinweisen, gingen nach einer mehrwöchigen Einnahme von Reishi deutlich zurück.

Doch auch eine intakte Leber kann durch Reishi wirksam unterstützt werden. Nachweislich verbessern sich die Entgiftungsprozesse in der Leber. Die Wissenschaft vermutet, dass die Ganodermiksäuren R und S dafür verantwortlich sind.

AUFGABEN DER LEBER

Die Leber ist eine gigantische Chemiefabrik und unser zentrales Stoffwechselorgan. Alles, was mit der Nahrung durch die Darmwand ins Blut gelangt, wird von der Leber geordnet und analysiert. 200 bis 300 Milliarden Leberzellen entsorgen das, was an „Müll" in unserem Körper anfällt. Sie produzieren ausserdem lebensnotwendige Körperbausteine: Eiweiß, Zucker, Fettsäuren, Cholesterin, Hormone und Stoffe zur Blutgerinnung. Auch wird in den Leberzellen die Galle gebildet. Da die Leber so besonders gutmütig ist und nur selten starke Schmerzen verursacht, machen sich viel zu wenig Menschen Gedanken darüber, was sie diesem wichtigen Organ im Alltag so alles zumuten.

Experten empfehlen, vorbeugend regelmäßig eine Reishi–Leberentgiftungskur zu machen.

DIE ECKDATEN DIESER KUR:

1 Woche lang auf Alkohol, Nikotin und allzu fette Speisen verzichten

In dieser Zeit viel frisches Obst, Gemüse und Säfte zu sich nehmen.

Ansonsten nur Mineralwasser (möglichst kohlensäurearm oder – frei) und Grünen Tee trinken (1,5 – 2 Liter Gesamtflüssigkeitsmenge pro Tag)

Täglich Reishi-Tabletten einnehmen

Nach so einer Entgiftungskur spüren auch Menschen mit Gelenkproblemen wie Arthritis, Gicht oder Rheuma eine Linderung ihrer Beschwerden. Das liegt im Falle der Gicht sicher an der entgiftenden, leberstärkenden Wirkung, die auch den Harnsäurespiegel senkt. Ansonsten sind es aber vor allem an den entzündungshemmenden Eigenschaften des Pilzes, aus denen die Patienten ihren Vorteil ziehen können

Und auch begleitend zu einer Chemotherapie kann Reishi aufgrund der entgiftenden Eigenschaften eingesetzt werden, um Nebenwirkungen zu mildern. Außerdem kommt es zu einer schnelleren Wiederherstellung der ursprünglichen Leukozyten-, Erythrozyten- und Thrombozytenspiegel nach der Bestrahlung mit Röntgenstrahlen.

REISHI ALS EINSCHLAFHILFE UND ZUR STÄRKUNG DER NERVEN

Nicht nur auf die Organe strahlt Reishi eine ausgleichende Wirkung aus. Auch bei einem der häufigsten Probleme unserer modernen Zivilisation – Stress und innerer Unruhe – ist der altbekannte Pilz wirksam.
In China wird er seit Jahrhunderten bei Nervosität, Schlaflosigkeit und Depressionen verabreicht. Dabei entfaltet er keine dämpfende Wirkung – was sich tagsüber eher negativ auswirken könnte, da es die Reaktionsfähigkeit beeinträchtigt. Im Gegenteil: Er scheint vielmehr den gesamten Organismus auszugleichen und zu harmonisieren.

Taoistische Mönche nahmen Reishi als Meditationshilfe ein. Die beruhigende Wirkung des Pilzes war wahrscheinlich eine Zufallsentdeckung auf der Suche der Klosterbrüder nach Harmonie mit der Natur.

In Japan wurde in einer großen Studie untersucht, wie Reishi als Nahrungsergänzungsmittel zur Behandlung stressbedingter Erkrankungen wirkt. Die ersten Ergebnisse sind sehr vielversprechend, Der Pilz scheint durch Stress ausgelöste Spannungszustände zu lösen.

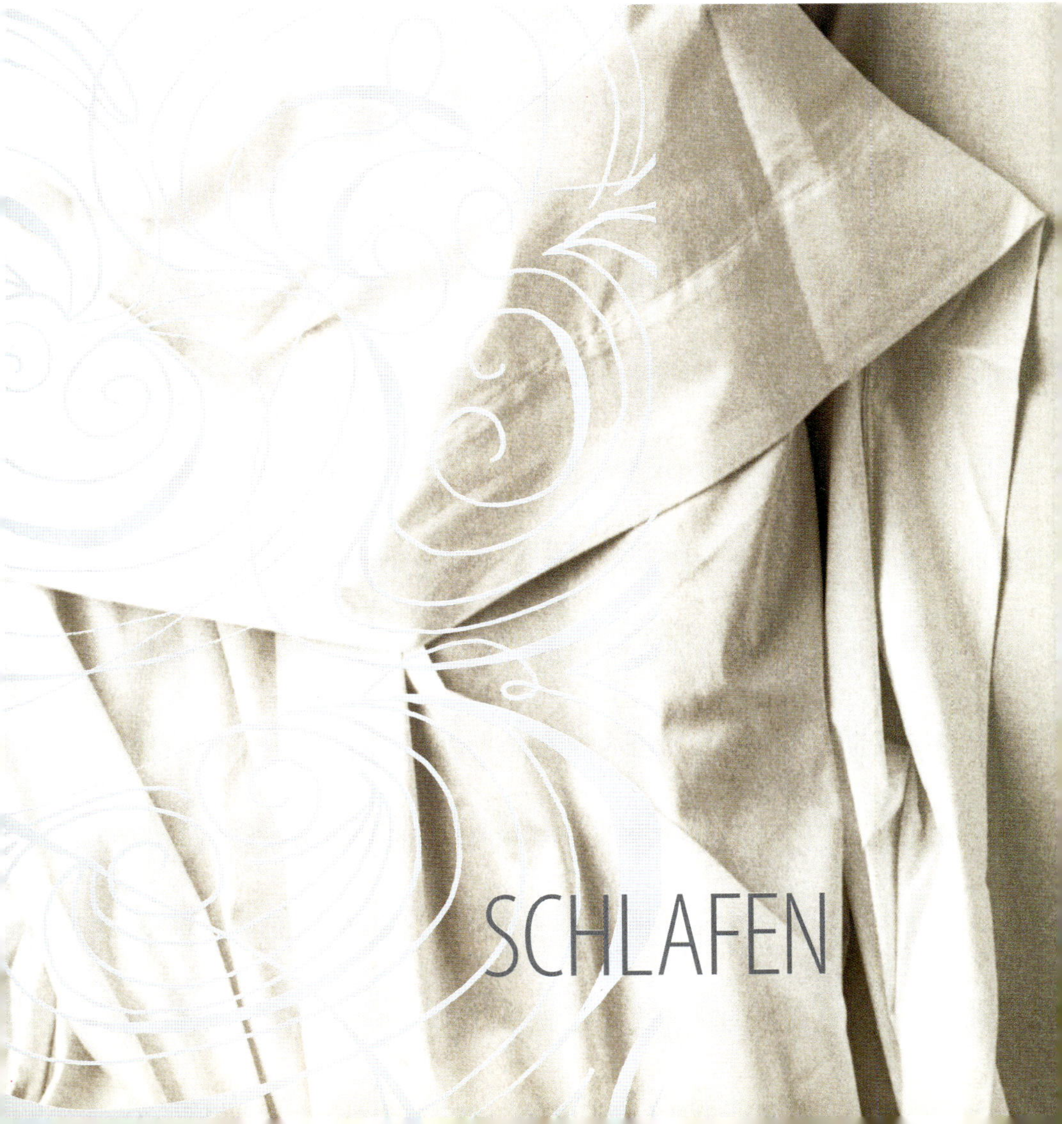
SCHLAFEN

Einige der Inhaltsstoffe des Pilzes, z. B. das Adenosin, sorgen zusätzlich für eine Entkrampfung der Muskeln.

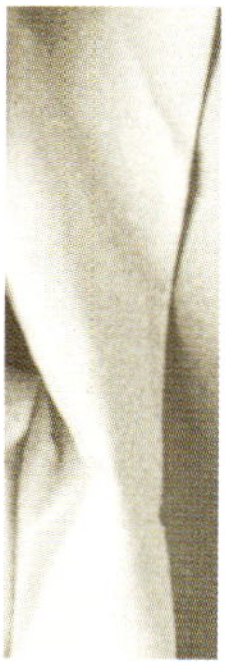

WAS IST ADENOSIN?

Es ist ein Abkömmling der Ribonukleinsäure. Diese wiederum ist Teil unserer DNA. In Asien vermutet man, dass Adenosin das „Qi" – den Fluss des Lebens – in Gang hält.
Adenosin wird vom menschlichen Körper freigesetzt, wenn er unter psychologischem Stress steht und vom Herzen, wenn die Blutversorgung des Herzens niedrig ist. Es soll auch eine schmerzstillende Wirkung haben.

Auch Frauen in den Wechseljahren können psychosomatische Störungen durch Reishi besser in den Griff bekommen.

Wer Reishi abends einnimmt, kann damit Ein- und Durchschlafprobleme therapieren. Ein ausreichender Schlummer ist lebensnotwendig. Wissenschaftlich bewiesen: Ein Mensch kommt länger ohne Nahrung als ohne Schlaf aus.

Wie viel Schlaf braucht man überhaupt?
Das ist individuell verschieden. Im Schnitt schlafen die Deutschen 7,2 Stunden pro Nacht. Das absolute Minimum sind fünf Stunden, die benötigt der Körper für die Regeneration. Wenn Sie sich tagsüber fit und leistungsfähig fühlen, haben Sie ausreichend geschlafen. Eine Gratwanderung am Minimum ist gefährlich. Sieben Stunden sind ein Richtwert für gute Erholung.

Untersuchungen ergaben, dass der Reishi beruhigend auf das zentrale Nervensystem wirkt. Die Einschlafgeschwindigkeit aber auch die Gesamtschlafdauer verbessert sich.

Ein besserer Schlaf hat viele Auswirkungen

- **Gut ausgeruht hat man mehr Energie für die anstehenden Aufgaben des Tages.**
- **Die Regenerations- und Reparaturmechanismen des Körpers, die vor allem in der Nacht auf Hochtouren laufen, sind nur voll funktionsfähig, wenn wir ausreichend schlafen.**
- **Andauernder Schlafmangel führt zu Gedächtnis- und Konzentrationsstörungen, allgemeiner Schwäche.**
- **Schlafentzug beeinflusst den Gemütszustand, das seelische Nervenkostüm ist weniger belastbar.**
- **Schlafmangel schwächt das Immunsystem.**
- **Und auch die Haut leidet sichtbar unter Schlafmangel.**

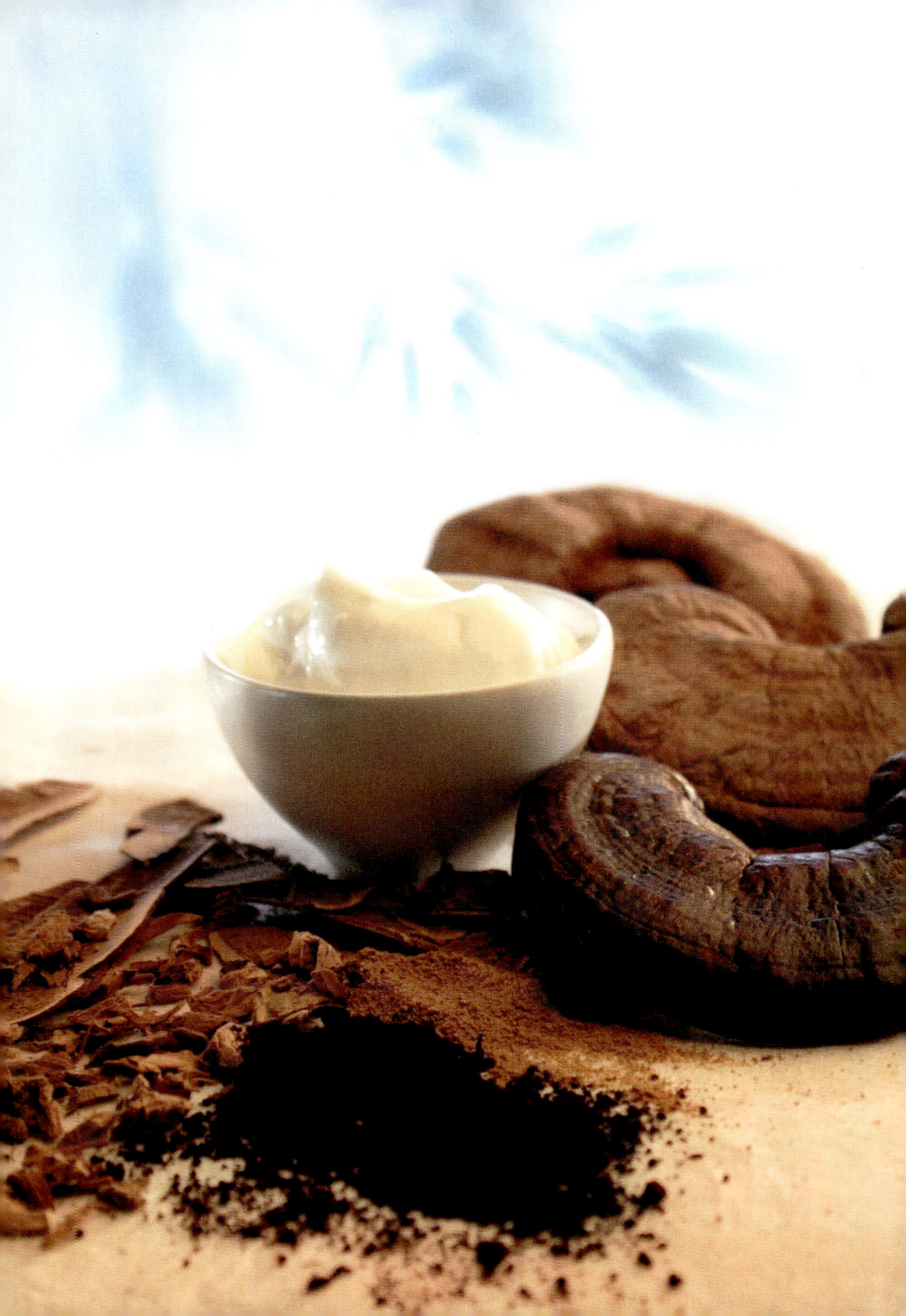

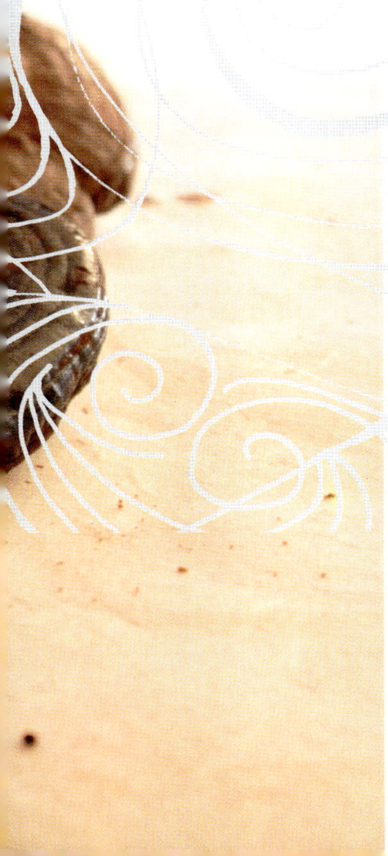

REISHI UND DIE HAUT

Doch nicht nur über den „Umweg“ des Schönheitsschlafes ist der unscheinbare, unansehnliche Pilz ein Helfer für die Schönheit der Haut.

Innerlich angewendet unterstützt Reishi unser größtes Organ bei seinen vielfältigen Aufgaben – allen voran der Immunabwehr. Ist die Haut durch Trockenheit oder kleine Wunden nicht ganz abwehrbereit, können sich sehr schnell Pilze ansiedeln. Das Gleichgewicht der Haut gerät aus der Balance, sie wird schuppig, juckt, bietet Krankheiten ein leichteres Ziel.

Reishi Pilze werden daher auch als idealer Wirkstoff zur Beruhigung der Haut erachtet. Sie unterstützen das Immunsystem und wirken entzündungshemmend. Von dieser immunstärkenden Wirkung können auch Menschen mit Neurodermitis und allergisch bedingten Hautproblemen einen ausgleichenden Vorteil ziehen.

Die moderne Kosmetikindustrie sowohl in Japan als auch den USA und Frankreich hat Reishi ebenfalls für sich entdeckt – als Wirkstoff für Gesichtspflege, die von aussen auf die Haut gebracht werden. Wissenschaftler nahmen den Pilz deshalb genauer unter die Lupe – und entdeckten Sensationelles.

Die Inhaltsstoffe des legendären Pilzes sollen in der Lage sein, die gestörte Kommunikation zwischen den Hautzellen im Alter wieder zu regeln.

DAS HAUTIMMUNSYSTEM

Unsere Haut ist als flächenmäßig größtes Organ zugleich auch unsere wichtigste Abgrenzung gegen die Umwelt. Bakterien und Viren haben es schwer, eine intakte Hautbarriere zu passieren. Doch schon mikroskopisch kleine Verletzungen erleichtern es Parasiten, den Wirt, in diesem Fall also die Haut, zu besiedeln. Deshalb hat die Haut als zusätzlichen Schutz einen leicht sauren pH-Wert. In diesem sauren Milieu verklumpen viele Bakterien, das schränkt sie in ihrer Beweglichkeit ein. Zudem wird auf der Haut ein dünner Fettfilm aufrechterhalten, der ebenfalls eine bakterientötende Wirkung hat.

Die wichtigste Verteidigungsebene spielt sich aber im Hautinneren ab. In der Ober- und Unterhaut sitzen Zellen mit der Fähigkeit, lange, fingerförmige Ausläufer auszubilden. Nach ihrem Entdecker Paul Langerhans nennt man sie Langerhanszellen. Diese können Fremdkörper, so genannte Antigene, aufnehmen und im Zellinneren zerlegen.

Doch was passiert, wenn die Haut in die Jahre kommt?
In einer jungen, gesunden Haut laufen jede Nacht eine Vielzahl an regenerierenden Prozessen ab. Alte Hautzellen werden durch neue ersetzt, umweltbedingte Schäden werden repariert. Doch mit zunehmendem Alter lassen diese Zellerneuerungsprozesse nach. Die Haut verliert an Ausstrahlung und Frische. Die Produktion der Stützfasern Elastin und Kollagen verlangsamt sich – die Haut erschlafft.

Reishi kann diese Prozesse aufhalten - ein erwünschter Effekt in der Anti-Aging-Pflege! Denn wenn die Signale zwischen den Hautzellen wieder reibungslos gesendet werden, bedeutet das einen besseren Transport von Nährstoffen und damit auch eine revitalisierte und strahlendere Haut. Auch Zellschäden, die durch UV-Licht und Freie Radikale verursacht werden, kann Reishi wieder kitten. Cremes mit Reishi-Extrakten aktivieren die Zellerneuerung – es werden wieder vermehrt jüngere Zellen gebildet, die Haut damit insgesamt gestärkt.

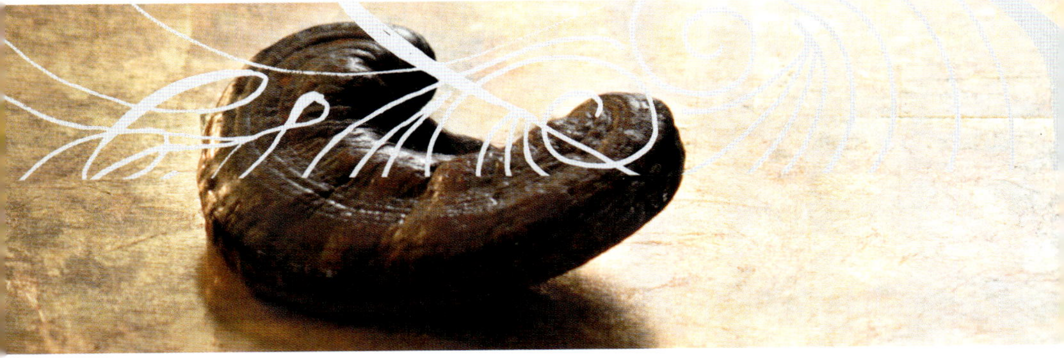

ZUSAMMENFASSUNG

DIE WICHTIGSTEN FRAGEN UND ANTWORTEN ZU REISHI

Reishi oder Glänzender Lackporling, Ganoderma Lucidum, Ling Zhi oder Pilz des langen Lebens ist also ein hochpotenter Pilz. Seine Inhaltsstoffe wirken gegen Entzündungen und Viruserkrankungen, senken das Diabetes- und Cholesterinrisiko, schützen das Herz und lindern allergische Reaktionen und Bronchitis. Zudem werden die Leber gestärkt, der Schlaf verbessert und nicht zuletzt freut sich auch die Haut über Unterstützung durch Reishi. In Verbindung mit einer ausgewogenen Lebensweise können die Inhaltsstoffe des Reishi den Ablauf organischer Vorgänge stabilisieren, das Gedächtnis verbessern, Stress mindern und die allgemeine Vitalität steigern. Reishi ist also ein wirksames Vorsorgemittel gegen eine Vielzahl von Krankheiten.

Doch darf man Nahrungsergänzungsmittel auf Pilzbasis bedenkenlos über längere Zeit einnehmen?
Ein großer Vorteil der Mykotherapie, so der Fachbegriff für die naturheilkundliche Therapie mit Pilzen, ist, dass sie nahezu nebenwirkungsfrei ist. Das betont auch die Deutsche Gesellschaft für Mykotherapie. Woran das liegt?

Zunächst einmal sicher im Heilungsansatz. Eine Pilztherapie richtet sich – und hier unterscheidet sie sich wesentlich von der klassischen Schulmedizin, die eine Krankheit bekämpfen will – eher auf eine Wiederherstellung des inneren körperlichen Gleichgewichts – und damit letztendlich natürlich auch der Gesundheit. Dies erreicht die Mykotherapie mit der so genannten Homöostase.

WAS IST DIE HOMÖOSTASE

Dieser Begriff steht für das Gleichgewicht von vielen unterschiedlichen „Haushalten" im Körper. Das können der Mineralstoff- und Spurenelementhaushalt, das Gleichgewicht der Mikroorganismen, das Hormon-, Wasser- oder Immunzellgleichgewicht sein. Reishi wirkt auf all diese Haushalte auf die eine oder andere Weise regulierend ein. So lassen sich auch die breit gefächerten Wirkungen des Reishi auf Cholesterin, Diabetes, Gefäßerkrankungen, Leber, Blutdruck, Allergien, Psyche, Schlaf, Haut usw. verstehen.

Sie wirken also nicht, indem sie irgendetwas bekämpfen sondern regulieren nur dort, wo reguliert werden muss. Damit sind negative Begleiterscheinungen so gut wie ausgeschlossen. Einzige Ausnahme: Allergien. Ist jemand grundsätzlich auf Pilze allergisch, solle er deshalb unbedingt mit einer kleinen Dosis prüfen, ob er Reishi verträgt, ehe er eine längerfristige Einnahme plant.

Wie schnell tritt eine positive Wirkung ein?

Je nach Ausgangszustand kann die Behandlung mit Reishi einige Monate dauern, bis ein Gleichgewicht wieder hergestellt ist. Insbesondere bei chronischen Erkrankungen sollten Sie Geduld haben. Es handelt sich schließlich um keine schnell wirksame westliche Medizin sondern um ein aus Asien stammendes Naturheilmittel, das die Körperfunktionen harmonisiert.

Ähnlich, wie es aus der Homöopathie bekannt ist, kann es durch die Inhaltsstoffe der Pilze sogar zunächst einmal zu einer kurzzeitigen Symptomverstärkung kommen. So kann es in einigen Fällen passieren, dass zunächst der Blutdruck noch etwas ansteigt, sich die Cholesterinwerte etwas erhöhen, die Haut zur Pickelbildung neigt. Aber keine Sorge – das ist eine normale Köperreaktion, die nur zeigt, dass der Reishi wirkt. Schon wenige Tage später setzt eine positive Entwicklung ein.

ACHTUNG: Vorsicht geboten ist lediglich beim Vorliegen einer Schilddrüsenunterfunktion. Hier ist eine Erstverschlimmerung bekannt. Sie äußert sich in mangelnder Konzentration, Schlafstörungen, Schweißausbrüchen oder einer allgemeinen Antriebsschwäche und Schlappheit. Bei starker Unterfunktion sollte man Reishi mit Vorsicht genießen, genau auf die körperlichen Reaktionen achten. Denn es kann vereinzelt zu schockähnlichen Zuständen kommen (kalte Schweißausbrüche). In so einem Fall die Pilzeinnahme abbrechen.

Kann ich Reishi überdosieren?

Nein, eigentlich nicht. Heilpilze sind so genannte Adaptogene, das bedeutet sie wirken harmonisierend und sind extrem anpassungsfähig (Adaption = Anpassungsvermögen).

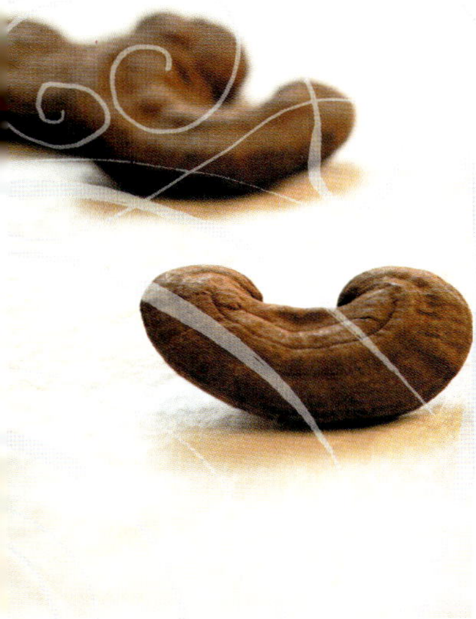

WAS SIND ADAPTOGENE?

Der Begriff wurde 1947 von dem russischen Wissenschaftler Dr. Nicolai V. Lazarev geprägt. Der Begriff „Adaptogen" beschreibt die Förderung der Anpassung des Körpers an verschiedene Stressfaktoren psychischer und physischer Art. Lazarev wollte damit ursprünglich nur die Wirkung eines Narkotikums beschreiben, das den Widerstand des Organismus gegen schädliche Einflüsse steigerte. Sein Kollege Dr. Brekhman, dessen Mentor Lazarev war, nahm den Begriff später aber auf und leitete umfangreiche Forschungen an adaptogenischen Kräutern. Brekhman gilt als der führende Experte der Welt für experimentelle und klinische Untersuchungen adaptogener Stoffe. Er konnte mit seinen Untersuchungen belegen, dass viele Naturheilmittel – unter ihnen der Reishi – adaptogen wirken. Was bedeutet, dass sie den Menschen dabei unterstützen, sich gegen eine Vielzahl biologischer, umweltbedingter, chemischer und stressbedingter Belastungen zu wehren. Ein Adaptogen steigert also die inneren Abwehrkräfte und harmonisiert die Körperfunktionen.

Adaptogene – und dazu gehört auch der Reishi – sind erwiesenermaßen auch in hohen Dosen nicht giftig. Sie können daher auch über einen längeren Zeitraum eingenommen werden, ohne dass die Wirkung nachlässt bzw. sich negative Wirkungen zeigen. Dennoch beobachtet man – beispielsweise wenn bei chronischen Leiden bereits eine Besserung eingetreten ist – auch dann weitere Behandlungserfolge, wenn eine Therapie nur kurmäßig, z. B. einmal jährlich über einen Zeitraum von 3 Monaten hinweg, durchgeführt wird. Pausen sind jedoch nicht unbedingt notwendig. Dennoch sollte man sich stets an die Dosierungen der jeweiligen Anbieter von Reishi-Produkten halten. Weit verbreitet ist die Einnahme von 3x täglich einer Kapsel mit Pilzpulver.

Reishi kann in verschiedenen Formen eingenommen werden: Als Sirup oder Tee, in Form von Tinkturen, als Reishi-Schrot, Trockenextrakt, als Pilzpulver in Kapseln, in Tablettenform oder als Kügelchen.

Positiv erweist sich die Beigabe von Vitamin C, da dieses nachweislich die immunstärkende Wirkung des Reishis unterstützt.

Wichtig für die Verbraucher ist es, auf die Herkunft der Reishi-Darreichung zu achten. Ist der Anbieter seriös? Kann er eventuell auf ein Gutachten verweisen, das für die Qualität und Zulassung des Produktes bürgt?

Sind diese Fragen geklärt, können Sie sich auf Reishi einlassen – und seine Wirkung selbst testen.

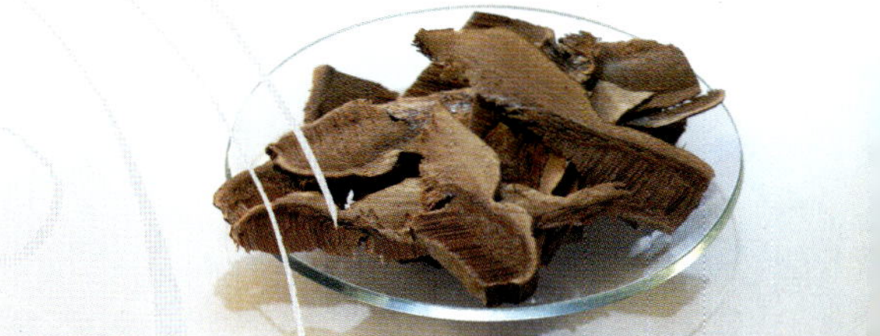

Reishi Scheiben

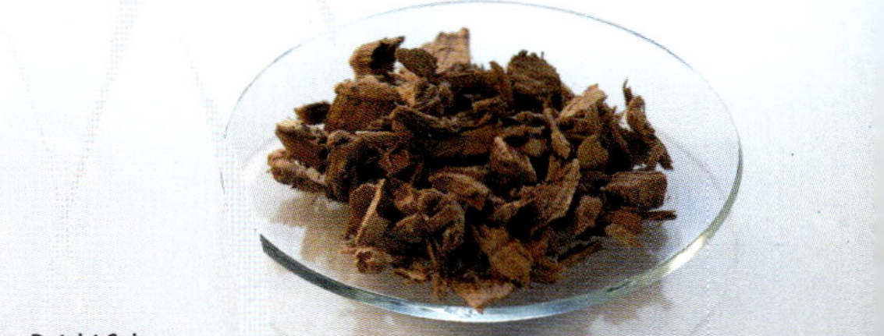

Reishi Schrot

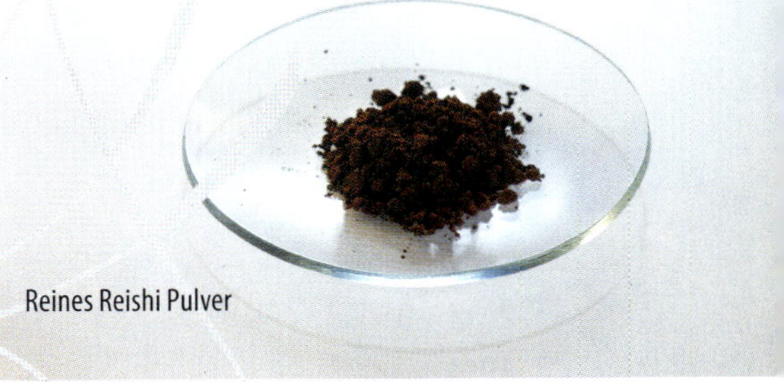

Reines Reishi Pulver

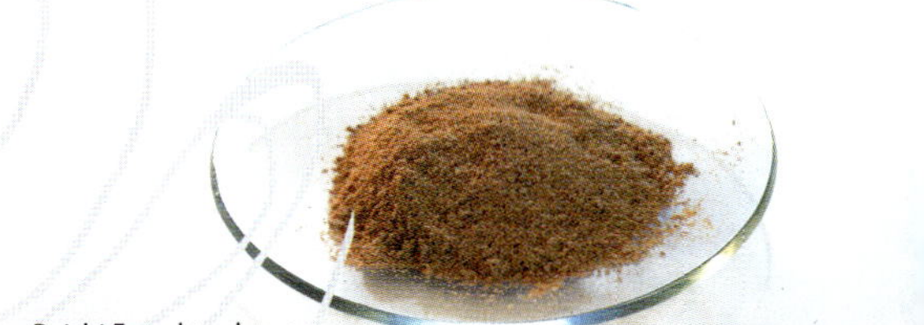

Reishi Extraktpulver

LITERATUR-NACHWEISE

Cao, Q. Z. and Lin, Z. B. (2004). Antitumor and anti-angiogenic activity of Ganoderma lucidum polysaccharides peptide. Acta Pharmacol.Sin. 25, 833-838.

Cao, Q. Z. and Lin, Z. B. (2005). Ganoderma lucidum polysaccharides peptide inhibits the growth of vascular endothelial cell and the induction of VEGF in human lung cancer cell. Life Sci.

Chien, C. M., Cheng, J. L., Chang, W. T., Tien, M. H., Tsao, C. M., Chang, Y. H., Chang, H. Y., Hsieh, J. F., Wong, C. H., and Chen, S. T. (2004). Polysaccharides of Ganoderma lucidum alter cell immunophenotypic expression and enhance CD56+NK-cell cytotoxicity in cord blood. Bioorg.Med. Chem. 12, 5603-5609.

Ehlers, Susanne, Chinesische Heilpilze, Ehrenwirth, 2003

Fujita, R., Liu, J., Shimizu, K., Konishi, F., Noda, K., Kumamoto, S., Ueda, C., Tajiri, H., Kaneko, S., Suimi, Y., and Kondo, R. (2005). Anti-androgenic activities of Ganoderma lucidum. J Ethnopharmacol. 102, 107-112.

Futrakul, N., Panichakul, T., Butthep, P., Futrakul, P., Jetanalin, P., Patumraj, S., and Siriviriyakul, P. (2004). Ganoderma lucidum suppresses endothelial cell cytotoxicity and proteinuria in persistent proteinuric focal segmental glomerulosclerosis (FSGS) nephrosis. Clin.Hemorheol.Microcirc. 31, 267-272.

Gao, Y., Gao, H., Chan, E., Tang, W., Xu, A., Yang, H., Huang, M., Lan, J., Li, X., Duan, W., Xu, C., and Zhou, S. (2005a). Antitumor activity and underlying mechanisms of Ganopoly, the refined polysaccharides extracted from Ganoderma lucidum, in mice. Immunol.Invest 34, 171-198.

Gao, Y., Tang, W., Dai, X., Gao, H., Chen, G., Ye, J., Chan, E., Koh, H. L., Li, X., and Zhou, S. (2005b). Effects of water-soluble Ganoderma lucidum polysaccharides on the immune functions of patients with advanced lung cancer. J Med.Food 8, 159-168.

Gao, Y., Tang, W., Gao, H., Chan, E., Lan, J., and Zhou, S. (2004). Ganoderma lucidum polysaccharide fractions accelerate healing of acetic acid-induced ulcers in rats. J Med.Food 7, 417-421.

Hajjaj, H., Mace, C., Roberts, M., Niederberger, P., and Fay, L. B. (2005). Effect of 26-oxygenosterols from Ganoderma lucidum and their activity as cholesterol synthesis inhibitors. Appl.Environ. Microbiol. 71, 3653-3658.

Hijikata, Y., Yasuhara, A., and Sahashi, Y. (2005). Effect of an herbal formula containing Ganoderma lucidum on reduction of herpes zoster pain: a pilot clinical trial. Am.J Chin Med. 33, 517-523.

Hong, K. J., Dunn, D. M., Shen, C. L., and Pence, B. C. (2004). Effects of Ganoderma lucidum on apoptotic and anti-inflammatory function in HT-29 human colonic carcinoma cells. Phytother.Res. 18, 768-770.

Hsiao, W. L., Li, Y. Q., Lee, T. L., Li, N., You, M. M., and Chang, S. T. (2004). Medicinal mushroom extracts inhibit ras-induced cell transformation and the inhibitory effect requires the presence of normal cells. Carcinogenesis 25, 1177-1183.

Hörtnagl, P., Dolinschek, K.-H., Bankhofer, H., Heilen mit dem Reishi-Pilz, Kneipp-Verlag, 2005

Jiang, J., Slivova, V., Harvey, K., Valachovicova, T., and Sliva, D. (2004a). Ganoderma lucidum suppresses growth of breast cancer cells through the inhibition of Akt/NF-kappaB signaling. Nutr. Cancer 49, 209-216.

Jiang, J., Slivova, V., Valachovicova, T., Harvey, K., and Sliva, D. (2004b). Ganoderma lucidum inhibits proliferation and induces apoptosis in human prostate cancer cells PC-3. Int.J Oncol. 24, 1093-1099.

Kimura, Y. (2005). New anticancer agents: in vitro and in vivo evaluation of the antitumor and antimetastatic actions of various compounds isolated from medicinal plants. In Vivo 19, 37-60.

Kohguchi, M., Kunikata, T., Watanabe, H., Kudo, N., Shibuya, T., Ishihara, T., Iwaki, K., Ikeda, M., Fukuda, S., and Kurimoto, M. (2004). Immunopotentiating effects of the antlershaped fruiting body of Ganoderma lucidum (Rokkaku-Reishi). Biosci.Biotechnol.Biochem. 68, 881-887.

Kubo, N., Myojin, Y., Shimamoto, F., Kashimoto, N., Kyo, E., Kamiya, K., and Watanabe, H. (2005). Protective effects of a water-soluble extract from cultured medium of Ganoderma lucidum (Reishi) mycelia and Agaricus blazei murill against X-irradiation in B6C3F1 mice: Increased small intestinal crypt survival and prolongation of average time to animal death. Int.J Mol.Med. 15, 401-406.

Kuo, M. C., Weng, C. Y., Ha, C. L., and Wu, M. J. (2005). Ganoderma lucidum mycelia enhance innate immunity by activating NF-kappaB. J Ethnopharmacol.

Lai, S. W., Lin, J. H., Lai, S. S., and Wu, Y. L. (2004). Influence of Ganoderma lucidum on blood biochemistry and immunocompetence in horses. Am.J Chin Med. 32, 931-940.

Li, Z., Liu, J., and Zhao, Y. (2005). Possible mechanism underlying the antiherpetic activity of a proteoglycan isolated from the mycelia of Ganoderma lucidum in vitro. J Biochem.Mol.Biol. 38, 34-40.

Lin, Y. L., Liang, Y. C., Lee, S. S., and Chiang, B. L. (2005). Polysaccharide purified from Ganoderma lucidum induced activation and maturation of human monocyte-derived dendritic cells by the NF-kappaB and p38 mitogen-activated protein kinase pathways. J Leukoc.Biol. 78, 533-543.

Liu, J., Yang, F., Ye, L. B., Yang, X. J., Timani, K. A., Zheng, Y., and Wang, Y. H. (2004). Possible mode of action of antiherpetic activities of a proteoglycan isolated from the mycelia of Ganoderma lucidum in vitro. J Ethnopharmacol. 95, 265-272.

Lu, Q. Y., Jin, Y. S., Zhang, Q., Zhang, Z., Heber, D., Go, V. L., Li, F. P., and Rao, J. Y. (2004a). Ganoderma lucidum extracts inhibit growth and induce actin polymerization in bladder cancer cells in vitro. Cancer Lett. 216, 9-20.

Lu, Q. Y., Sartippour, M. R., Brooks, M. N., Zhang, Q., Hardy, M., Go, V. L., Li, F. P., and Heber, D. (2004b). Ganoderma lucidum spore extract inhibits endothelial and breast cancer cells in vitro. Oncol.Rep. 12, 659-662.

Schulten, Frank-Daniel, Ling Zhi, König der Heilpilze, Windpferd, 2003

Stanley, G., Harvey, K., Slivova, V., Jiang, J., and Sliva, D. (2005). Ganoderma lucidum suppresses angiogenesis through the inhibition of secretion of VEGF and TGF-beta1 from prostate cancer cells. Biochem.Biophys.Res.Commun. 330, 46-52.

Wang, C. Z., Basila, D., Aung, H. H., Mehendale, S. R., Chang, W. T., McEntee, E., Guan, X., and Yuan, C. S. (2005). Effects of ganoderma lucidum extract on chemotherapy-induced nausea and vomiting in a rat model. Am.J Chin Med. 33, 807-815.

Yang, H. L. (2005). Ganoderic acid produced from submerged culture of Ganoderma lucidum induces cell cycle arrest and cytotoxicity in human hepatoma cell line BEL7402. Biotechnol.Lett. 27, 835-838.

Zhu, X. L. and Lin, Z. B. (2005). Effects of Ganoderma lucidum polysaccharides on proliferation and cytotoxicity of cytokine-induced killer cells. Acta Pharma-col.Sin. 26, 1130-1137.

Li, Z., Liu, J., and Zhao, Y. (2005). Possible mechanism underlying the antiherpetic activity of a proteoglycan isolated from the mycelia of Ganoderma lucidum in vitro. J Biochem.Mol.Biol. 38, 34-40.

Lin, Y. L., Liang, Y. C., Lee, S. S., and Chiang, B. L. (2005). Polysaccharide purified from Ganoderma lucidum induced activation and maturation of human monocyte-derived dendritic cells by the NF-kappaB and p38 mitogen-activated protein kinase pathways. J Leukoc.Biol. 78, 533-543.

Liu, J., Yang, F., Ye, L. B., Yang, X. J., Timani, K. A., Zheng, Y., and Wang, Y. H. (2004). Possible mode of action of antiherpetic activities of a proteoglycan isolated from the mycelia of Ganoderma lucidum in vitro. J Ethnopharmacol. 95, 265-272.

Lu, Q. Y., Jin, Y. S., Zhang, Q., Zhang, Z., Heber, D., Go, V. L., L , F. P., and Rao, J. Y. (2004a). Ganoderma lucidum extracts inhibit growth and induce actin polymerization in bladder cancer cells in vitro. Cancer Lett. 216, 9-20.

Lu, Q. Y., Sartippour, M. R., Brooks, M. N., Zhang, Q., Hardy, M., Go, V. L., Li, F. P., and Heber, D. (2004b). Ganoderma lucidum spore extract inhibits endothelial and breast cancer cells in vitro. Oncol.Rep. 12, 659-662.

Pies, Josef, Heilende Zucker, Gesund durch Glykonährstoffe. VAK Verlag, 2004

Shao, B. M., Dai, H., Xu, W., Lin, Z. B., and Gao, X. M. (2004). Immune receptors for polysaccharides from Ganoderma lucidum. Biochem.Biophys.Res.Commun. 323, 133-141.

Sliva, D. (2004). Cellular and physiological effects of Ganoderma lucidum (Reishi). Mini.Rev.Med. Chem. 4, 873-879.

Song, Y. S., Kim, S. H., Sa, J. H., Jin, C., Lim, C. J., and Park, E. H. (2004). Anti-angiogenic and inhibitory activity on inducible nitric oxide production of the mushroom Ganoderma lucidum. J Ethnopharmacol. 90, 17-20.

Stanley, G., Harvey, K., Slivova, V., Jiang, J., and Sliva, D. (2005). Ganoderma lucidum suppresses angiogenesis through the inhibition of secretion of VEGF and TGF-beta1 from prostate cancer cells. Biochem.Biophys.Res.Commun. 330, 46-52.

Sun, J., He, H., and Xie, B. J. (2004). Novel antioxidant peptides from fermented mushroom Ganoderma lucidum. J Agric.Food Chem. 52, 6646-6652.

Tan, B. K. and Vanitha, J. (2004). Immunomodulatory and antimicrobial effects of some traditional chinese medicinal herbs: a review. Curr.Med.Chem. 11, 1423-1430.

Tang, Q. J., Zhang, J. S., Pan, Y. J., Reutter, W., and Fan, H. (2004). [Activation of mouse macrophages by the alkaliextracted polysaccharide from spore of Ganoderma lucidum]. Xi.Bao.Yu Fen.Zi.Mian. Yi.Xue.Za Zhi. 20, 142-144.

Tomasi, S., Lohezic-Le Devehat, F., Sauleau, P., Bezivin, C., and Boustie, J. (2004). Cytotoxic activity of methanol extracts from Basidiomycete mushrooms on murine cancer cell lines. Pharmazie 59, 290-293.

Wachtel-Galor, S., Szeto, Y. T., Tomlinson, B., and Benzie, I. F. (2004a). Ganoderma lucidum (‚Lingzhi'); acute and shortterm biomarker response to supplementation. Int.J Food Sci.Nutr. 55, 75-83.

Wachtel-Galor, S., Tomlinson, B., and Benzie, I. F. (2004b). Ganoderma lucidum („Lingzhi"), a Chinese medicinal mushroom: biomarker responses in a controlled human supplementation study. Br.J Nutr. 91, 263-269.

Wang, C. Z., Basila, D., Aung, H. H., Mehendale, S. R., Chang, W. T., McEntee, E., Guan, X., and Yuan, C. S. (2005). Effects of ganoderma lucidum extract on chemotherapy-induced nausea and vomiting in a rat model. Am.J Chin Med. 33, 807-815.

Willard, Terry, Reishi – der Wunderpilz der alten Chinesen, Heyne Taschenbuch 1990

Wong, K. L., Chao, H. H., Chan, P., Chang, L. P., and Liu, C. F. (2004). Antioxidant activity of Ganoderma lucidum in acute ethanol-induced heart toxicity. Phytother.Res. 18, 1024-1026.

Yang, H. L. (2005). Ganoderic acid produced from submerged culture of Ganoderma lucidum induces cell cycle arrest and cytotoxicity in human hepatoma cell line BEL7402. Biotechnol.Lett. 27, 835-838.

Zhang, H. N. and Lin, Z. B. (2004). Hypoglycemic effect of Ganoderma lucidum polysaccharides. Acta Pharmacol.Sin. 25, 191-195.

Zhao, H. B., Lin, S. Q., Liu, J. H., and Lin, Z. B. (2004). Polysaccharide extract isolated from ganoderma lucidum protects rat cerebral cortical neurons from hypoxia/reoxygenation injury. J Pharmacol.Sci. 95, 294-298.

Zhu, X. L. and Lin, Z. B. (2005). Effects of Ganoderma lucidum polysaccharides on proliferation and cytotoxicity of cytokine-induced killer cells. Acta Pharmacol.Sin. 26, 1130-1137.